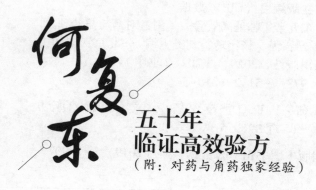

何复东

五十年
临证高效验方

（附：对药与角药独家经验）

审　定　何复东

主　编　严兴海　杨宇玲　刘美

U0335017

中国中医药出版社

·北　京·

图书在版编目（CIP）数据

何复东五十年临证高效验方 附：对药与角药独家经验/严兴海，杨宇玲，刘美主编．—北京：中国中医药出版社，2020.4（2021.2 重印）

ISBN 978-7-5132-6030-5

Ⅰ．①何… Ⅱ．①严… ②杨… ③刘… Ⅲ．①验方—汇编 Ⅳ．①R289.5

中国版本图书馆 CIP 数据核字（2019）第 299079 号

中国中医药出版社出版

北京经济技术开发区科创十三街 31 号院二区 8 号楼
邮政编码 100176
传真 010-64405721
山东临沂新华印刷物流集团有限责任公司印刷
各地新华书店经销

开本 880×1230 1/32 印张 10.25 彩插 0.5 字数 194 千字
2020 年 4 月第 1 版 2021 年 2 月第 2 次印刷
书号 ISBN 978-7-5132-6030-5

定价 55.00 元
网址 www.cptcm.com

社 长 热 线 010-64405720
购 书 热 线 010-89535836
维 权 打 假 010-64405753

微信服务号 zgzyycbs
微商城网址 https：//kdt.im/LIdUGr
官 方 微 博 http：//e.weibo.com/cptcm
天猫旗舰店网址 https：//zgzyycbs.tmall.com

如有印装质量问题请与本社出版部调换（010-64405510）

《何复东五十年临证高效验方》

编 委 会

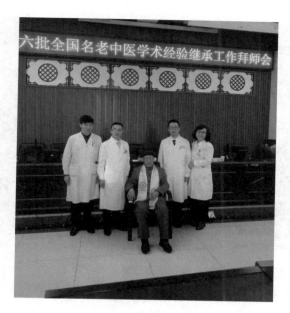

第五批、第六批师承弟子与老师合影

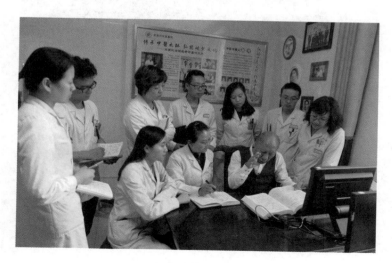

何老为弟子授课

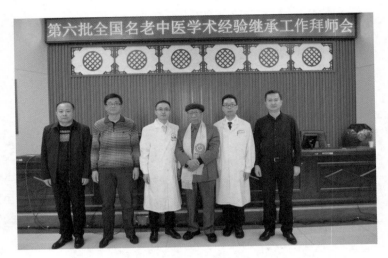

第六批师承弟子与老师合影

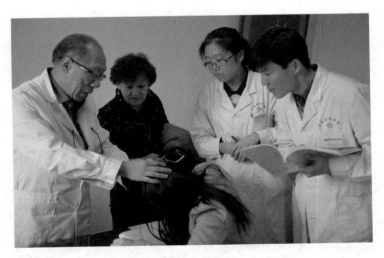

何老带弟子诊病

何复东简介

何复东，男，汉族，祖籍湖南，中医主任医师，从事中医诊疗工作五十余载，为全国第五批、第六批老中医药专家学术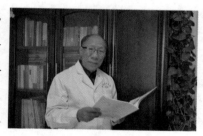经验继承指导老师。2013年初，其带领的工作室被昌吉回族自治州人民政府确定为昌吉州首批高层次人才工作室，同年又被国家中医药管理局确定为"第三批全国名老中医药专家传承工作室"，系昌吉州首个获此殊荣的名老中医。

何复东早年师从张绚邦、陈苏生等新疆名医，继承其辨证论治思想及临证经验，凭借对中医中药执着的热爱、刻苦的钻研、乐在其中的临床摸索，擅长治疗各科疑难杂证，对心脑系病、肺病、脾胃病、经络肢体病、妇科病、儿科病、杂病等的研究尤为突出，形成了自成一体的学术思想和临床经验。

何复东曾历任昌吉回族自治州吉木萨尔县中医医院院长，昌吉州拔尖人才，昌吉回族自治州中医医院首席中医专家、大内科学科带头人、内科主任。1985年出席中华中医药学会第二次会员代表大会，受到党和国家领导人的亲切接见。多次当选优秀党员、先进工作者、吴登云式先进个人。出版《中医内科查房手册》《中医内科常见病的特异性辨治》等专著，曾获得昌吉州科技进步一等奖、全国科技图书优秀奖等殊荣。

严兴海简介

严兴海，男，汉族，甘肃省天祝县人，医学硕士，中医内科副主任医师，中医内科学硕士研究生导师。第六批全国老中医药专家学术经验继承指导老师何复东学术继承人。中华中医药学会方药量效研究分会委员，中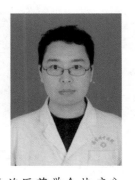华中医药学会医古文分会委员，中国民族医药学会热病分会理事，中国民族医药学会教育分会理事。毕业于新疆医科大学，现就职于新疆昌吉回族自治州中医医院。从事中西医结合内科临床工作十余年，擅长咳嗽、哮病、喘证、肺胀等疾病的中西医结合治疗。对支气管哮喘、慢性阻塞性肺病有深入研究。擅长支气管镜诊疗技术。研究方向为复杂性疾病的中西医干预。2004 年获武威市"青年岗位能手"称号。先后在《中国中西医结合急救杂志》《环球中医药》《中医药导报》《西部中医药》《四川中医》等各类刊物发表论文 30 余篇，其中第一作者 16 篇。参编著作两部。先后主持自治区科研课题 1 项，地州级科研课题 4 项，参与各级各类课题 8 项。获新疆医学会医改专题征文一等奖 1 项，昌吉州十四届、十五届自然科学优秀学术论文评选二等奖两项、三等奖 3 项；获武威市科技进步二等奖两项，昌吉州科技进步二等奖两项、三等奖 3 项。

杨宇玲简介

杨宇玲，女，汉族，新疆维吾尔自治区阜康人。新疆维吾尔自治区昌吉回族自治州中医医院脾胃病科主治医师。师从名老中医何复东多年，参与编写《中医内科查房手册》，主编《中医内科特异性治》。发表论文10余篇，擅长中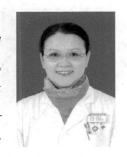医内科疑难杂症的诊治和脾胃病调理，养生经验丰富，对更年期、月经不调、不孕不育、失眠、过敏性鼻炎及老年病等都有良好的诊治经验。

刘美简介

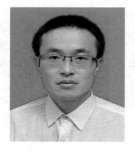刘美，汉族，甘肃省定西人，中共党员，医学硕士，新疆维吾尔自治区昌吉回族自治州中医医院内分泌肾病科主治医师。从小受家父中医熏陶，笃志医学，求学于新疆医科大学。为第六批全国老中医药专家学术经验继承指导老师何复东的学术继承人。先后在疆内外进修学习，2017年在中国中医科学院广安门医院进修期间先后师从国家名老中医、首都国医名师、中医糖尿病专家林兰教授，以及著名中医男科专家马卫国主任医师。临床善于应用经方，秉承何复东老师"三副药见效"之要求，诊治具有简、便、廉、验的特点。注重临床、科研、教学相结合，先后在国内各大期刊发表学术论文7篇，参加新疆自治区级青科项目2项、地州级科研课题3项，主持地州级科研1项，获昌吉回族自治州自然科学优秀论文三等奖2次。

序

　　工作室的同事整理完我的临床验方后，请我为即将付梓的新书写个序，我不知如何起笔，但在脑海中不时地浮现出当年我的老师教我、带我的往事。

　　丁济华老师给我们上《温病学》。他来上第一课的时候，全班同学就已经知道他是医学大家丁甘仁的嫡孙，中国中医科学院的研究员。丁老师声名显赫，他上课，同学们都怀着无比景仰之情，起立行礼。丁老师答礼后，转身在黑板上写下了"丁济华"三个字。他的字苍劲有力，正是字如其人！大家鸦雀无声，丁老师突然对着大家讲道："今天讲温病就得从源头说起……"转身写下"天一生水"四个字。"水"字一落笔，台下哗然，大家都在想："天一怎么生水？"众口同发惊异之声，如堕云雾之中。丁老师回头一望，笑着说："你们没学过《易经》，我讲得太深了……"

　　陈苏生老师是1956年国家中医考试的第一名，与秦伯未等大师为同一时代的名医。一次全院大会诊，有数十名医生到会。患者是中年男性，用担架抬进来，其右膝肿胀如馒头，住院十天肿痛不减，乃请陈老师会诊。诊毕陈老师说："这是西医讲的滑膜炎，关节腔积液，中医可以叫湿热痹，也可叫白虎历节，前者以病机为名，后者以疼痛症状重而名。按一般辨，苍术白虎汤、桂枝白虎汤、三妙散、四妙散皆可考虑，但特异方是四神煎。此方出自《验方新编》，可一剂而效！"患者服药后果如其言，一剂大汗出，关节肿痛减半，三剂霍然而起，健步行走。

姚生林老师送我到吉木萨尔县医院，与我一同上门诊，接诊患者时先由我诊察并处方，后由老师审检。一次来了一个身体略胖的患者，诉不思饮食，舌苔厚腻，我处以人参健脾汤，老师接过处方后颔首说："处方正确，这个处方我来写。"写后我发现用的是楂曲平胃散加藿香、佩兰，我的处方其实被否定了。事后老师才告诉我，胖人多痰，参术不宜。老师不当着患者说，是树立我在患者心中的威信。

我的老师不管是名家、大家还是普通医生，他们总是手把手地教我、培育我。往事历历在目，经过岁月的沉淀，老师的形象愈加鲜活。这些鲜活的形象陪我走过了六十年，并将继续陪我前行！

时值新书出版之际，老师的谆谆教诲犹在耳畔，"天地君亲师"，老师永远在我心中！

何复东

2019 年 11 月 16 日于昌吉

赠 恩 师

潇湘烟雨梦依稀，
天山明月照诊籍。
杏林回春称妙手，
橘井犹探志千里。

严兴海

2019 年 8 月 25 日于新疆昌吉

目 录

第一章

医家传略

一、潜移默化，立志学医

我太祖是清末秀才，一生专事教学。教学之余又以业医济众。祖父随侍，亲观亲历，学习了一些诊病治病的方法、方药，但感觉治病责任大，故不愿传承父业，仅以此作为家人自保。

1953 年我患百日咳，历经 3 个月治疗未愈，仍每日痉挛性、阵发性咳嗽，每咳至脸红脖子粗，吐出大口黄脓痰始缓，日发六七次，痛苦不小。同学视而厌之，后祖父知道了，趁星期天，拿着锄头领我爬上六七里远的草深林密的鹅羊岭大山。他先让我认药苗，然后给我挖了一斤左右的南沙参，叫我拿回家，每天四两鲜猪肺，煮一把沙参，连汤带药全吃完，连服 3 天后，竟一声都不咳了。第二年春天，我发热、头痛、咽痛，第二天声音沙哑，父亲急忙领我到西医诊所看病。李世奇医生是军医，退役回家后开了个诊所，医术很高。他头戴反光镜，拿一把消毒镊子夹一小块消毒纱布在我的喉部擦了一擦，然后很严肃地对父亲说："你的小孩得了白喉，是传染病，不要去上学了，要好好在家休息。这是个重病，我的药不全，要吃点中药。"

回家后父亲告诉了母亲，母亲哭了，领我到祖父家。祖父上楼打开一个竹编书箱，内面装了满满一箱医书，还有一个记账本，说是太爷爷记的药方。他翻到喉痛篇，拣出了一个药方，照方抄写了一份，照方抓服，再未发热，第四天说话声已基本复常。李世奇医生很关心，看我病好了，很高兴，还向父亲讨要我的药方。

经历了这两次大病，我对祖父很是佩服，暗下决心将来做一个好医生。1959 年中学毕业，我报考了新疆中医学校，天遂人愿，我踏上了医学的漫漫征途。

二、漫漫征途，我的志愿

1959 年的高考作文题是"我的志愿"。铺好试卷，落笔我就写下了"出了嘉峪关，两眼泪不干……"我要奔赴远方，在茫茫戈壁滩，建设美好的新新疆……

我第一次告别爹娘，第一次坐汽车，第一次坐火车，第一次来到天之涯。当时的哈密，路边竖着一块歪歪扭扭的木牌子，上面写着"尾亚大街"。这哪里有街，几顶帐篷，掩脚的黄沙，一望无际的沙丘，一望无际的茫茫戈壁，夕阳西下，漫漫远方，漫漫天涯……

第二天晨曦初露，我们 30 个人爬上了一辆敞篷大卡车，各人的行李垫在屁股下，昂头望着晨曦中的朝霞由淡红变鲜红，中心部位变成了火红，随之喷薄而出的是一轮火红的太阳，照亮了晴空，照亮了大地。汽车启动了，迎着初升的太阳奔向远方。回头望去，尾亚大街已急速退入沙丘后面，前面是一望无际茫茫沙海，太阳在攀向头顶，耀眼的光芒射得人睁不开眼，可大家都争相站起，望着笔直的公路前方，汪汪大水漫盖在大路上，可车一到跟前，大水消退的干干净净，再望远方，又是大水，有几个人异口同声地喊："海市蜃楼！海市蜃楼！"太阳当顶了，大家都感觉干渴，坐下的人又陆续站起来，双眼扫向四方在搜寻着什么，没有村庄，没有树木，也见不到庄稼地，更见不到人，天空也见不到飞鸟。站累了的人又坐下来。我们来自湖南邵阳地区，那里三里五里就有一个茶亭。茶亭是专供行路人休息的，内设有固定的宽体长板凳，可坐，人少时也可以躺下。茶亭免费提供清凉香浓的茶水，所以湖南人出门是不带茶水的。因此，今天可干渴惨了。正在这时，站着的人中有人喊了一声："快看，前面有高高的芦苇，那里肯定有水！"听说有水，大家齐齐地站起了来，朝着芦苇的方向望去，不时有人应声"是！"汽车在飞驰，芦苇在风中的摆动都看清楚了，并且看到了在大片大片的芦苇旁紧靠公路边，有一渠清亮清亮的水向着芦苇的深处流去，人群骚动了，应该叫欢呼雀跃吧，大家大声呼喊着司机师傅，停车！停车！车尚未停稳，几个胆大的已跳下了车直奔渠边，司机急奔渠边，大喊："不能喝！不能喝！"夏天喝生水是湖南人的习惯，司机哪能挡得住，到了渠边双手捧起就喝，有几个干脆趴下，把头伸向渠中，大口饮之，也有几个听话的没有去喝，我也没喝，司机生气了，不拦了，一人坐到车内抽烟去了。看大家都不喝了，司机走向车边，一按喇叭，大家上了车又有说有笑，只是说水有点儿咸。大概过了 20 分钟左右，一个人站起来急拍车顶喊停车。司机没马上停车，小伙子急了，大喊我跳车了。司机一听，紧急刹车。车刚停下，小伙子就跳了下去，在众目睽睽之下脱下裤子，稀水大便顺腿而下，紧接又有三五人、七八个、十几个人纷纷跳下车，都是没走几步就退下裤子，真是"混乱"极了，"热闹"非凡。司机站在车踏板上，大声训斥，叫你们不要喝，叫你们不要喝，这是碱水，喝了就像吃了芒硝。带队的老师问师傅咋办，师傅说，没办法，拉上三五次，喝进去的水拉尽就好了。果然如师傅所说，紧急刹车 4 次以后，拉肚子的人都好像泄了气的皮球，软瘫瘫地或坐，或躺在汽车上。当晚，我们投宿在哈密一所学校里，因大家拉肚子，带队老师让大家多睡 2 小时。我们几个没病的，趁早到学校外面去转了转，第一次远远地看到了民族同志。来到一条水渠边，沿渠长满了很多大柳树，有站在旁边的一个汉族老同志主动给我们介绍说："这叫左公柳，是左宗棠领兵进疆收复伊犁时，一路种植的。"左宗棠是抬着棺材进疆的，最终收复了失地，为国家为民族立下了功勋。我暗自思忖：我一介学生，将来能为新疆做点什么？

三、勤奋学习，刻苦钻研

我们于 1959 年 7 月 14 日到达了乌鲁木齐市（以下简称乌市），从此，拉开了我这一生在新疆生活、学习、工作的序幕。我暗下决心，将为我热爱的中医事业做点贡献，建设我心中的美好新疆。

初到乌市，我们的驻地和校址是自治区卫生厅院内干部培训学校。这是一栋苏式建筑，沉稳、坚实、墙体厚重，确实与我沿途所经城市的建筑风格完全不一样。院外，有一大片空地叫牛马市场，周围有很多土房民居，那种房子半截在地下，半截在地上，据说这种房子冬暖夏凉。这个地方叫山西巷子。出了巷口，就是解放路大道，当时是乌市最繁华的街道。站在巷口往右就可到大十字，大十字有很多家商店，不高，只有两层。时间长了就知道了，第二层是假的，没有窗户，只有一堵墙。那里的人民银行最为宏伟，像电影中见过的古堡，据说这是苏式建筑的典型。当时，我们三五结队，在大街小巷游览，也吃过独轮车推的羊杂碎，上面撒点盐、辣面、孜然……

第三天早上，临时指定的年岁较大的转业军人王班长通知大家，今天不能外出，要到自治区中医院去实习。到了上班时间，来了位 40 多岁的女同志，是中医院的秘书，告诉我们今天去医院参观、见习、熟悉医院情况。医院地址在大十字，是一座长方形的四合院，与近年看到的电视剧《乔家大院》中的建筑很相似。到了医院，我们被领到了一个长方形大房间，中间是一个大长桌，有师傅进来，教我怎样搓药丸。那个时代做丸药全是手工。每天早出晚归，学习了一个礼拜。

终于等到开学，筹备工作做好后，我们参加了一个在自治区中医院大会议室里召开的开学典礼，之后就正式开学了。开学后才知道，我们的任课老师都是"大腕"——《伤寒论》是成孚民、姚生林老师，《内科学》是汪大亮老师，《温病学》是丁济华老师，《黄帝内经》是刘世俊老师，《针灸学》是杜敏来老师，《推拿学》是韩樵老师，《喉科》是郭忠良老师，《外科学》是李玉昆老师，《方剂学》是赵昆老师，《中药学》是刘士俊主任，《名家学说》是陈苏生老师，《妇科学》是周海文老师，临床带教老师有朱馨伯、张绚邦、沈宝藩、火树华、金洪元、刘继武、刘海阳、陈浩然、罗承彦等乌市知名中医专家。50 多年过去了，有些老师的名字已记不清了，我上面写到的这些老师，他们都是当年新疆乃至全国的著名老中医：

丁济华——新中国成立前全国中医泰斗丁甘仁的嫡孙；

陈苏生——1956 年全国中医考试第一名，第一批进北京中医研究院的研究员；

郭忠良——新中国成立初全国四大喉科专家之一；

韩樵——全国八大推拿专家之一；

朱馨伯——南京市考试第三名的中医专家；

刘仕俊——乌市"四刘"之首；

张绚邦——苏州医专、上海中医药大学双料大学生，在当时全国独此一名，后筹建新疆中医学院出任第一届院长。

此等人才荟萃，全国皆莫能比肩，现在回想，正是由于"文革"这个特殊时期，大批优秀人才被发配到新疆，从而为新疆培育了大批中医人才，这也算是因祸得福吧。

我至今还记得，在我们开学典礼上院长讲的一句话："你们是新疆自己培养的第一代中医。"是的，我们是新疆在新中国成立后自己培养的第一代中医（在新中国成立前曾开办过一个私人筹办的一期"中医讲习所"。新中国成立后乌市第一批名老中医陈浩然、刘继武、刘治武、蒋贤达等皆出自"中医讲习所"）。我们毕业时是36人，我的老师朱馨伯老大夫就说我们是36支毛瑟枪。汉阳造步枪，杀伤性强，警示我们不能治坏了病。实际上，这36个人毕业后分到各医疗单位，但在新疆县级医院一般没有中药房，为了生存，不得不干西医，你得应付急诊、抢救，西医学顺手了，中医反成了辅助。到了中、晚年，各地中医门诊、中医院相继成立，这36支"毛瑟枪"才拿出来使用，但很多已经"走形"了，西医成了主要治病手段，中医已有名无实。独我一人阴差阳错分到了吉木萨尔县，县医院里曾经有过盛况空前的中医门诊。因老医生死的死，走的走，中医生空缺，我正好填补了这个空缺，而全县范围内群众信中医、看中医的基础可与西医抗衡，这广大的群众基础为我创造了实践的机会，也使我成长为唯一的、不会使用西药的中医医生。

我1963年6月4日开始上班，到1970年"文革"中后期，院内、院外贴遍了"打倒反动学术权威何复东"。看到这些大标语，我抬头挺胸很骄傲，这是群众对我这几年工作的肯定。

四、早起五更，为倒尿壶

我的临床带教老师朱馨伯，满头白发，年逾古稀，师母已仙逝，独自扶杖驰边，献身新疆各族人民的中医事业，生活上有诸多不便。首先是当时的厕所不在室内，是修在大院的后墙边。朱老师如厕就是大问题，我从跟师的第一天起就挑起了这倾倒便盆的任务。为了不让老师为难，倒便盆安排在早晨7点大家起床之前，所以我必须每天6点起床，从卫生厅住处赶到黄河路中医院，为老师去倒尿盆。本不想让人知道，但天长日久总会让人碰到，久而久之，传到了院领导耳朵中，大家都认为"这学生对老师关心照顾得好"。老师对我也尽心指导，把自己每天记录的临床经验、心得、感悟给我讲解和抄录，对我终生的成长和进步奠定了坚实的基础。

我跟师整整一年，其他同学是要转科的，半月、一月就要换带教老师，我是朱老向院领导特别申请不转科，所以我的工作除了学习、倒便盆，还有煮稀饭、打洗脸水，周末也陪老师去看电影、看戏，这些都是老师买票。这一年的学习对我后来参加卫生厅组织的毕业考试，取得第一名的好成绩有绝对关系。

五、扶我上马，送我一程

毕业我分配到了吉木萨尔县人民医院。我上班后一周，卫生厅指派自治区中医院姚生林老师专程来到吉木萨尔县指导、带教我的工作。我们住在一间宿舍，白天在一间办公室上班。上班我先诊断病人，开出处方后由姚老师审阅修改。姚老师是自治区的名老中医，患者闻名而至，每日诊疗排队数十人，姚老师一个病一个病地讲解，一个人一个人的指导。半年后我完全可以胜任门诊了，卫生厅才将姚老师调回。组织的精心培养，姚老师的悉心带教，使我的临床疗效迅速提高。姚老师走后，我借着老师的"光环"，在患者中信誉日隆，所以才在"文革"中我一个初出茅庐的小子，竟成了"反动学术权威"。今天回想这一切，一要感谢组织的培养，为我配备了两位德高望重的老师，二要感谢我的两位带教恩师悉心的培育。今天这一丁点的成就，不是我一个人的努力，功劳当归于组织，归于所有教学、带教我的恩师。

六、倒茶扫地，恩师赠本

丁济华老师是当时中医界的"大右派"，但身家显赫，

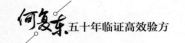

临床疗效高，他的医案引经据典，三言五语，理论方药俱全，可谓字字珠玑，他的文字书写，更是苍劲有力，独成一体，犹如字帖。在见习时，我跟了他一个月，因他是"右派"，所以规定他必须自己扫地、搞卫生，一位六十多岁的老师，孤苦一人离家万里接受改造。我是"黑五类"子女，视他为爷爷。因此，在我跟他见习期间每天提前上班，为他扫地、提水、泡茶。开始老人不与我讲话，几天过后，老人看我是真诚地尊敬他，开始为我点拨诊断、处方，相处乐融融。一天，老人突然叫我，带我到了一间独居的黑房里，房中有一张长方形桌子、一张床、一条长凳子，桌子上整齐地堆放着很多书，床边也堆放着一排书，床铺很干净，但被子叠得不规范。在我观察房间陈设时，老人从书堆中抽出一本旧的黑皮笔记本，翻开硬皮，老人让我看，上写"丁氏108方"字样，合上后交到我手上说："这个本子你抓紧时间抄完，不要给别人看，不要对别人说，好好努力。"就这样我得到丁氏秘本，常年学习翻阅，在治疗温热病方面获益极大。只是这些笔记，1987年冬交给张万杰秘书长谋求出版，后来秘书长说丢掉了，实为可惜。但我后来见到了上海方面有人出版了类似的一本书，心感安慰，知此类书丁氏另有传本。

　　丁老师的临床疗效极高，一次一个乳腺癌的患者经老师用小金丹治疗一个阶段后，一个鸡蛋大肿块变成了两个小枣大的肿块。患者找老师大闹，说是"右派分子"把她一个肿块治成了两个，扑向老师欲抓打。我们几个学生护住老师，这时成孚民院长赶来，问清情况后说："你一个大的肿块，丁大夫给你大肿块化成小肿块，这是好的现象，你不应该找麻烦，应感谢丁大夫。"这场风波才平息了。又一天来了一个拄双拐的40多岁的男人，表情痛苦，艰难地慢慢坐下后露出双膝，双膝红肿已溃。丁老师看后问我们4个见习同学："这是什么病？"我们谁都答不上来。丁老师说："这是白虎历节！"用苍术桂枝白虎汤合四神煎。我记得黄芪用量很大，这般用量也非常规所想，到今天也不明机理，但每次用时效如桴鼓，这是老师传给我们的宝贵经验。

一次住院部收治了一位男性中年患者，住院时右耳前有一黄豆大疖肿，引及右半脸肿痛，在我们看来也就是一个小疖肿发炎了，都未予重视，然第二天病情突变，患者头肿大如气球，双眼只剩一缝，痛苦不堪，已显神志昏乱之象，病情危急。当时病房主任赵琨老师向成孚民院长申请全院大会诊，半小时后老中医陆续到齐，当丁济华老师一到，办公室里里外外坐着的老师自觉地全体起立，让出中间座椅，丁老坐下后，其他老师围站一周，赵主任介绍病情，然后请丁老去病房诊视病人，所有老师再次起立让出一条路，丁老步入病房，其他老师原地站等。丁老诊视完病人后回到座位前，说："这是疔毒走黄重症，七星剑主之，刻已病毒内陷神昏，立即送服安宫牛黄丸以护心脑。"

说完坐下，赵主任已将处方送到了丁老面前。丁老从胸前口袋内抽出自己粗大的金笔，先挥笔写下了七星剑三字，然后才将处方写下，写好后又将处方拿起审视了一遍，然后放下抚平，收好钢笔，站立，右手提起拐杖，其他老师再次站立让路，目送丁老走出会议室大门，赵主任送到门边站立，此时，会议室所有医生一窝蜂围上去，拿着丁老的处方，有的已动手抄录。他是个"大右派"，但医院里所有人对他的学术能力尊敬有加，对他，大家皆施弟子礼。但在那个年代，除了主持人报告病例，谁都没有说一句话，没有向丁老问候半句。今天回想，这是一个可尊可敬可怜的老人，但在我心中，他永远高大。

七、溪流滚滚，长流不逝

在一个秋风怒号的深秋，我们学生和医院职工到医院农场芦草沟去收土豆，秋天的风不是刺骨却也飕飕，种土豆的地方是一个大山坡，当时的人大多数都饥肠辘辘，我们学生生土豆都吃得很香，丁老是吃不动生土豆的，到了收工时，年轻人一阵风冲向食堂，食堂与土豆地相隔一条约3米宽溪流，溪流上铺架着两根木头，大家三步两步就跨过去了。我们几个学生看丁老师从山坡往下走的巍巍颤颤，就搀扶着他往食堂走，到了溪流边，不能两人并走，就让丁老师先走，又冷又饿，一个60多岁的上海老人，没见过这样的山，也没见过这滚滚溪流，眼一花，头一晕，我们眼睁睁看着丁老师摇晃着身子掉下了滚滚溪流。当时，我们跟在他后面的 4 个学生，都不约而同地跳入水中，蒋双祥同学第一个扶住了水中倒下的老师。至今我仍记得很清楚，我们 4 人用力扶、帮、抱把老师送到岸边，岸上的人也帮忙，把老师弄上了岸，送进了工地宿舍。老师全身发抖，脸色铁青，待换上干衣服，吃完了饭，没人时，老师对我说："复东，你看，我一个 60 多岁的老人掉下溪流，他们不救也就罢了，还在岸上哈哈大笑，你叫我怎么受得了，这地方还能蹲下去吗？"为此老人非常生气。当时，没有人性的事情不止这一件事。望着滚滚溪流，长流水永不逝，人性永不逝，今天我们还在怀念他。

八、眼镜丢了，送回来了

陈苏生老师有一副金丝眼镜，一次去院外办事，顺手把眼镜取下插在上衣口袋里。办完事后要写字时，发现金丝眼镜丢了，无法看病开处方，急得他在办公室里团团转，正在这时，来了个穿民警服的，老师就问他："请问那个路段是谁管的，让他帮我找一下眼镜。"信息发出后的 2 小时，来了一个很干练的小伙子，很礼貌地站在陈老跟前，说："陈老，对不起，新来的一个小兄弟不认识陈老，给陈老找麻烦，我现在给陈老来赔礼，送还金丝镜，请陈老原谅。"陈老说了声谢谢，来人转身就走了。事后，我们问陈老师咋回事，陈老说："小偷内部是有组织的，你只要能说

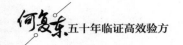

出大概方向，东西很快就会找回来，即便不知道在哪儿丢的也没关系，立刻排查就会找到。每个片区都有头，每条线路也有头，先找到头，事情就好办。公安人员到监狱一问，什么都知道了，为了鼓励提供信息的人，一般提供信息的人会立功，可提前出去的。"

陈老上课，博古通今，中西医结合，有声有色，而处方却简之又简。那些年肝炎多，陈老就一个柴胡舒肝散，以不变应万变。我们问他为什么就一个处方，陈老说："病机相同，治法相同，不要一个一个去比对具体症状，而是应该分析总体病机，肝炎病人无非就是肝气郁结，气机不畅，脉络失和，肝胃违和。所以方用柴胡、牡蛎、香附、乌药、郁金、枳壳、木香、白芍、苍术、厚朴、冬瓜子、丝瓜络。"方与病机完全吻合，然后不同的症状，知犯何逆，随症加减，临床观察人人有效。这是中医大家的处方，给予我们示范与启迪。对我们一生中都起着教育指导作用。真是终生受益。

九、背诵经典，一生享用

刘海阳是乌市四刘之一，南门中医院院长。他业务繁忙，不常带学生，在我见习期间，带教李老师病了，请假一周，办公室秘书只好将我带到刘院长跟前，并事先与我商量好，将我带到他面前就跑，要不刘院长就会叫他把人带走。秘书跑了，刘院长老大不高兴，我将自己带去的凳子放下悄然就座，刘院长眼都没有抬，将处方推至我面前大声说"四君子汤"，我一听是叫我写处方，就马上写下了四君子汤的药物组成。第二个病人刘院长喊"六味地黄汤"，第三个病人喊小柴胡汤。以往上课时为了应付考试，尽量采取了一些简易办法。什么"参白苓草归芍地芎"，没去认真背过这些汤头。哪能应付得了，三下五除二，原形毕露，山穷水尽，结果第四个汤头就卡壳了，背不下来，老师问的"翘荷汤"，我根本就没学习过翘荷汤，全身虚汗直冒，急中生"智"，写下了音同字不同的"消渴汤"，刘老两眼一瞪大吼一声问："这是啥?"我怯怯地回答："是消渴汤。"消渴汤是一个治疗糖尿病的不常用处方，而我居然写对了，刘老心想这孩子可能已把汤头背完了，当天再没提问我，可下班后我半点也不敢松懈，回宿舍时也一路走一路背，就寝时间到了也不敢睡，学校各处的灯都灭了，只有厕所门口灯还亮着，我就站在厕所门口灯下背汤头歌诀，一气背会了 36 个汤头，已经是早晨 5 点，回宿舍和衣躺了 2 小时，爬起来继续背，就这样 7 天时间，我背完了整本汤头歌诀。以后不论在任何情况下，汤头都随时背诵，这给学习和临床提供了用之不竭的"子弹"，而且从此养成了一个背诵中医经典的好习惯。

那些年一年一"小运动"，三年一"大运动"。"运动"来了，总是这些"地富反坏右"——黑五类"登台表演"，表演结束就宣布你不能乱说乱动。为了自我排遣和自我安

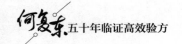

慰，我就在我不能乱说乱动的办公室里，对着黄帝高声乱说，对着张仲景手舞足蹈，让《黄帝内经》、张仲景的《伤寒论》、吴塘的《温病条辨》等与我共舞，其乐融融，是天赐我大好时光，培养了我看书学习的嗜好，与那些大家、名家交流，比较、查对自己的差距在哪儿，该学习啥，为此我不停学习，不断买书，不断充实自己的头脑，也不断充实家里的大大小小二十几个书柜，我家中藏书被老伴戏称"泛滥成灾"。时至今日，家中除数万册藏书之外，每年仍然自费订阅杂志，报纸五千元以上，几十年来收入的大半支援了新华书店，女儿常笑话我，老爸如半月未光临书店，不去见见"颜如玉"，这日子就不好过了。确实，爱书、买书、读书，已经成为生活的必需品，就像空气和水，不能缺少。

我看书学习有个习惯，摘抄笔记、剪贴报纸。几十年来，我已摘抄剪贴笔记上百本，通过不断地学习积累，知识面拓展了，疗效也一年比一年好。我对病人的承诺写在诊断桌上，"三副药不见效，就请另找医生治疗"。我一直要求自己，吃药就应见效，中医不是慢郎中，中医也要快快来，有疗效就能给病人希望。当然，人不是万能的，有的病，自己治不了则不去治，但要告诉病人并另请医生治疗，以免耽误病人，浪费病人的钱。治疗无效还让病人慢慢来，无疑是图谋病人金钱，结果是害了病人的命（耽误了病），这是医家大忌。

十、进步靠悟，悟靠积累

当医生要有一定的悟性，悟性来自积累，天才出自勤奋，勤奋就是积累。50多年来学习应用中医的体会，就是积累。积累越多知识越广泛，积累越多经验越丰富。我常常想，如果自己能像一台电脑一样，有需要一点击相关知识就能出来，这多好，可是现实不容许，我就想把这些想法放到书上，让大家都知道。10年前我编写了一本书，《中医内科查房手册》，各种手册我买了很多。但多数都是教科书上的东西，也就是常规知识。我认为手册应不同于教科书，它应该既规范又要能解疑答难，教科书上不好写的东西，手册里应包罗着临床中要遇到的各种难题，各种提示，各种新鲜一点的想法，临床中医生所有可能遇到的想法和问题都应该反映出来，使之成为医生的手头备急参考。书中没有我自己的半点东西，全是从文献中汇集起来的，有人问我怎么不写自己的，我说：自己一人的经验认识，不一定具有普遍性，我从文献里汇集来，是我认可的观点，多了普遍性，对大家更有帮助。最近我又指导我的学生杨宇玲，女儿何苗写了一本《中医内科特异性辨治》。书里还是没有我的半点东西，但全书的观点是我的。因为，我认为，治病既有普遍规律，又有特殊特异性规律，我们的祖先在《神农本草经》里就是这么做的，如以海藻治瘿，茵陈退黄；张仲景在《伤寒论》中写到咳加杏仁，渴加花粉，也是特异性的。实际上整本《神农本草经》《伤寒论》都是有特异性的。只是限于当时的历史条件，这种特异准确性不是很高明，有时会有误差，但这个方法是对的。我们不断地找，不断地验证，通过一代又一代中医人的不懈努力，最后我们一定能找到精准的特异性治疗。

十一、仲景治病，诸葛用兵

《伤寒论》记载，张仲景治一患，因于大下，伤及中焦及下元，而见脉沉伏，下不至，四肢厥冷，咽喉不利，吐脓血，泻利不止，六大症从表及里，从上及下，由实及虚，六症并至，状态危急。仲景坐堂，因于表邪而峻泻下，伤及脾肾之阳，可见脉沉伏下不至，四肢厥冷，泻利不止，此以峻下伤脾肾之阳也，以苓桂术甘汤温脾肾之阳以止泻，温阳复四逆起迟伏之脉；以麻黄、升麻起内陷之表邪，以解散之；归、芍调营以和脓血；芩、知、白薇、石膏以清内郁之热而消咽喉之不利而吐血；天冬养阴，以助归、芍调营养阴。方以麻黄、升麻解表升陷为主，以知、芩、白薇、石膏清郁热为辅，以归、芍、天冬滋营养阴为助，以苓、桂、术、甘加干姜温中助阳，以复脾胃之阳，而六症平矣，也表里同治之意。仲景不言何证，乃示人以状态也，但见此类状态便可用此类治法。而非一证一症之辨治，乃整体状态辨治，一个状态可以由体质及上下左右、寒热虚实多个证型组成，再视各证之轻重缓急施治，相应而安。

张仲景治病，犹如诸葛亮用兵。《三国志》中有段故事如下：蜀国被东吴陆逊火烧连营，700里大败而退守白帝城。忧急、慌乱以致刘备病死于白帝城，此时白帝城外，西有羌人，南有蛮夷，中有反判孟达，东有东吴，北有魏国，五路兵马，虎视蜀国，川中告急，状态危急，然诸葛亮安居相府，令马超立城头，羌人视为神威将军，其兵自退；令魏延引兵出东门进西门，出南门进北门，南蛮多疑，知有备而退；孟达以友人之信劝之而退兵；东吴观战无望而止兵；魏曹真见蜀国赵子龙，父辈皆非对手，今又严守战，也只能无功而返，未动一兵一卒，而五路兵马尽退，蜀国危机状态解除。

此即诸葛亮安居平五路，张仲景麻黄升麻调六症，是否有异曲同工之妙?! 如此典故，对我的临床治疗思路深有启发。

数十年读经典之书，从众恩师之学，集百家之长，博万卷之约，而成状态辨治之法，如目前常用自拟之葛九汤，养众花之鲜（妇女如花），培阳刚之气（男儿本色），喜眉梢之扬（治好病人的喜悦心情），作垂老之献矣。

十二、老骥暮年，壮心不已

中医是中华文化中的一朵奇葩，它集儒、佛、道于一炉，汇文化、艺术、科学技术于一身，今天仍傲然挺立于世界医学之林，湖海般向着全世界。五千年光辉的中华文明，哺育着一代代中医精英，写下了浩瀚的中医文献，从《黄帝内经》《神农本草经》《伤寒论》《铜人腧穴针灸图经》，代有光辉，绵延千古。有人说中医保守，中医失传，否！若此，何有今日之挺立，若此，何有非典的一战成功？！

我，滥竽中医近六十年，也为临床、传承奔走了近六十年。"文革"中吉木莎尔县卫生局创办了一届 20 人的为期一年的中医学习班，调我任教，这批学员在多年后全疆招考社会中医人才时有 7 人考取（全疆共考取 45 人）。这些学员今天都成了高中级职称的老中医，在各级医疗单位发挥着骨干作用，有当卫生局长的，有当中医院院长的，有当科主任的，有自己办私人门诊的，各尽其才，各展其能。因为有了人才基础，吉木莎尔县在中央政策和州政府支持下，于 1983 年在新疆成立了第一家县中医医院，我出任第一任院长，当年，我为了吉木莎尔县的中医事业奔走呼号。今天，当我成为全国第五批、第六批老中医药专家学术经验继承指导老师，再次成为带教老师，我窃喜，这是我为中医事业而献身的新平台！

授人以鱼，莫若授之以渔。作为老师，我不能只是简单地教学生几个处方、几味特效药，我要教会他们结网捕鱼的技能。当我领了这一光荣任务后，我就决心不在名利上计较，我拒绝了单位给予的一切待遇（我建议医院用这笔费用成立一个基金，用于奖励学有所成的年轻中医），不要钱，不要名，不要利，只一门心思地带教、讲课、答疑、解惑，对任何学生都不保守、不藏私，在十余名学生面前、在医院所有的年轻医生面前，我都要求自己有问必答，回答必全，解惑必详，手把手教，心连心付，甘做人梯，扶帮新人。如今，我带教的学生王冠峰、糟玉琴、杨宇玲、何苗、李涛、李军、杜樱洁、严兴海等人，还有一批我叫不上名字的年轻医生都成了使用状态辨治法的受益者。我相信，众人拾柴火焰高，我和我的学生们共同努力，必将造福一方百姓，解除万千患者疾苦，此是我之乐，虽倾其所有，仍甘之如饴。作为一名老中医，我知道：一朵鲜花不是春，万紫千红春满园。我们看到，中医事业在党和国家的关心与支持下，在中医人的不懈努力下，一个满园春色、鲜花盛放的春天已在眼前。

吾虽老暮，筋骨尚健，老骥暮年，壮心不已，夕阳余晖，仍旧奋蹄。

（何复东）

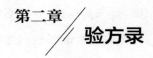

第二章　验方录

葛九汤

【组成】

葛根 30g，巴戟 15g，仙茅 15g，仙灵脾 15g，补骨脂 15g，骨碎补 15g，灵芝 15g，紫河车 10g，刺五加 15g，炙甘草 30g，天麻 15g，钩藤 30g，煅石决明 30g（先煎），石膏 60g（先煎），黄连 15g，黄芩 15g，黄柏 15g，知母 25g，栀子 10g。

【功能】

补肾精，温肾阳，泻相火，调冲任。

【主治】

女性围绝经期前后诸症。症见：月经失调，烘热汗出，烦躁易怒，心悸失眠，胸闷不舒，情绪异常，头痛，健忘，腰腿酸痛，舌质暗淡，舌苔薄黄，脉溢。

【用法】

上药加水 800mL，煎取 400mL；再加水 500mL，煎取 200mL。共取 600mL，混匀，分 3 次早、中、晚温服，日服

1剂，1周为1个疗程。

【方解】

何老认为，女性围绝经期前后诸症是由于肾精不足，阴阳两亏，冲任失调，虚阳上浮所致。以往治疗女性围绝经期诸症，往往过于强调肾阴虚，而对肾精不足与肾阳虚衰重视不够，投以六味、知柏鲜能获效。女性围绝经期前后诸症发生于特定的生理阶段，《素问·上古天真论》指出，女子"七七任脉虚，太冲脉衰少，天癸竭，地道不通，故形坏而无子也"。一语道出肾精不足是女性此阶段的病理基础。肾藏精主骨，下元虚衰，包括肾之阴阳两虚，致使冲任失养，故见月经失调；足少阴肾脉夹舌本，肾虚则精气不能上承，故头痛、健忘；阴虚内热，虚阳上浮，迫津外泄，故烘热汗出；肾阳亏虚，不能温煦肾府，故腰腿酸痛；肾精不足，不能滋养肝木，肝失疏泄，故见烦躁易怒、胸闷不舒，情绪异常；肾水不能上济心火，心火独亢故见心悸失眠。舌质暗淡，舌苔薄黄，脉溢是阴阳两虚、冲任失调、虚火上炎之象。此类病证临证甚为常见，治宜补养下元、调养冲任为主，兼以清泻相火，佐以摄纳浮阳。《素问·阴阳应象大论》："形不足者，温之以气；精不足者，补之以味。"葛根二仙汤方用紫河车、灵芝滋补肾精，仙茅、仙灵脾温壮肾阳，四味共为君药。配伍巴戟天、补骨脂、骨碎补以助温养下元；天麻、钩藤、石决明三味取天麻钩藤饮之意以摄纳浮阳，引火归元；刺五加平补肝肾，

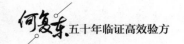

兼可调畅情志，以上均为臣药。然烦躁易怒，心悸失眠则示虚火已盛，虽以补肾为治本，仍须佐以降火以治标，标本兼治，方可获良效，遂以黄连、黄芩、黄柏、栀子苦寒泻相火以坚阴；知母苦寒而润，上能清润肺金，下能滋清肾水，与甘寒之石膏相须为用，降火存阴，平抑亢阳，即所谓清其源，均为佐药。甘草乃甘润之品，益气健脾和胃，既能助补益脾胃以养后天之本，又能制黄连、黄芩、黄柏、栀子之苦燥，为佐使药。本证若仅滋阴则虚火难清，单清热则犹恐复萌，故须培本清源，使阴复阳潜，虚火降而诸症悉除。唯有葛根一味，其用犹妙，葛根性甘辛凉，可解肌退热，生津止渴，升阳透邪，以其配于大量滋腻、苦寒、性属沉降药物之中，有散通肾阳之效，虽一味之力，但已使全方静中有动、降中有升、补中有散，面目为之一变，故虽为使药，然实为全方点睛之笔，因此冠入方名。

【加减运用】

夜尿多者，加五味子；疲乏体羸者，为真阳亏虚，宜加鹿茸；阴虚盗汗甚者，可加地骨皮；兼脾虚气滞者，加白术、砂仁、陈皮等以健脾和胃；若大便秘结，加瓜蒌仁；舌红而干，阴亏过甚，加石斛、黄精；两足痿软，加牛膝、薏仁；不寐，加酸枣仁、柏子仁、百合。

【注意事项】

服药期间禁食生冷滋腻之物。

【病案举例】

病案 1 患者，女，**51** 岁。2013 年 6 月 15 日就诊。月经未至 3 个月，伴烘热汗出，心烦燥热，畏寒肢冷，午后腹胀，肠鸣，夜寐梦多，腰膝酸软，舌淡红苔薄腻，脉弦滑。曾就诊于多家医院，排除甲亢、生殖器肿瘤、高血压、冠心病。测血清雌二醇（E_2）降低，卵泡刺激素（FSH）、黄体生成素（LH）水平增高。诊断为围绝经期综合征。予以葛九汤加白术、砂仁、陈皮、百合、酸枣仁，7 剂，水煎服。

2013 年 6 月 22 日二诊：诉药后烘热汗出、畏寒肢冷明显改善，午后腹胀、肠鸣减轻，夜间睡眠安静，脉象较前和缓。提示治疗有效，守方继服。

病案 2 某女，45 岁，教师。2013 年 8 月 24 日初诊。平素怕冷，腰膝酸软，烦躁易怒，近半年月经紊乱，45～60 天一至，经前期伴有腰困、乳胀，经量少，色暗，有时呈酱油色，头晕，乏力易疲惫，舌淡红苔薄，脉弦细。诊断为更年期综合征。予以本方加减治疗，1 周后二诊诉症状好转，守方继服，连续服用 1 个月，月经色红，痛经、乳胀、腰困症状改善明显，予本方制成膏剂口服以善后调理。

病案 3 某女，48 岁，2013 年 1 月 7 日初诊。近 1 年月经紊乱，心烦燥热，汗出怕冷，腰膝酸软，四肢拘胀不适，夜寐梦多。自感近期记忆力减退，头昏时作，舌淡红苔薄腻，脉弦。予以本方加当归、白芍、桂枝，7剂，水煎服。上述症状改善明显，守方继服，嘱患者调情悦志，后期服本方膏方制剂调理。

（严兴海　杨宇玲整理）

功腰汤

【组成】

熟地黄 60g，山药 30g，山萸肉 30g，茯苓 15g，泽泻 15g，丹皮 15g，土鳖虫 10g，丹参 30g，桑寄生 15g，续断 15g，焦杜仲 15g，仙灵脾 15g，川牛膝 10g，当归 15g，三七 10g，海马 5g。

【功能】

补肾活血，强筋壮骨。

【主治】

腰痛以酸困、疼痛为主，喜按喜揉，腿膝无力，遇劳则甚，卧则减轻，反复发作，舌淡，脉沉细或沉涩者。西医学腰肌劳损、腰椎间盘突出、腰椎退行性病变属肾虚血瘀证者均可应用。临证还可加减应用于男性前列腺增生（癃闭）、女性老年性尿道炎（劳淋）属肾虚为主者，每获良效。

【用法】

上药加水 600mL，煎取 200mL；再加水 400mL，煎取

200mL。共取 400mL，混匀，分 2 次早晚温服。日服 1 剂，7 天为 1 个疗程。

【方解】

此方为何老治疗腰部劳损性疾病的经验方，在六味地黄丸基础上化裁而来。腰部劳损泛指腰部筋膜、肌腱、韧带与肌肉等软组织慢性劳损，包括腰肌劳损、腰椎间盘突出、腰椎退行性病变等以腰痛为主要症状的疾病。《诸病源候论·腰背痛诸候》云："劳损于肾，动伤经络，又为风冷所侵，血气击搏，故腰痛也。"腰为肾之外府，久坐、久立、妊娠等均可致络脉瘀阻，不通则痛；十痛九虚而又以肾虚为主。前列腺肥大乃退行性病变，肾气渐衰，气滞血瘀，络脉痹阻。女性老年性尿道炎是由于性激素减少的非细菌性尿道炎，稍劳即作，其病机为肾精不足、肾气虚衰、气虚血瘀、络脉痹阻。综观三病均有一个共同的病机——肾虚血瘀。《黄帝内经》云"年四十，而阴气自半也，起居衰矣""五八，肾气衰竭于上""六八，阳气衰""七八，肝气衰，筋气不能动""今五脏皆衰，筋骨懈惰，天癸尽矣。故发鬓白，身体重，行步不正，而无子耳"。无论男女，这是一个自然规律，肾气衰惫，推动温煦功能减弱，经脉之气循行缓慢，加之老年病多久病，病久则入络，入络则血瘀，综而观之"肾虚血瘀"是老年病病机一大特点。《医林改错·半身不遂本源》"人行坐动转，全仗元气。若元气足，则有力。元气衰，则无力。元气绝，则死矣"。元气即肾气。元气既虚，必不能达于血脉，血脉无气推动则血瘀。由此可见，肾虚血瘀是老年人的生理特点，二者互为因果，形成恶性循环，其中肾虚为本，血瘀为标，本虚标实。《丹溪心法·腰痛》云："凡诸痛皆属火，寒凉药不可峻用，必用温散之药；诸痛不可用参，补气则疼愈甚。"

功腰汤是在六味地黄汤基础上加海马、土鳖虫、杜仲、续断、丹参、仙灵脾、牛膝、当归、三七等组方而成。六味地黄汤是钱乙平补肾阴的经典方，加入仙灵脾温肾壮阳、强壮筋骨；杜仲、桑寄生、续断补肝肾、强筋骨；丹参、三七、土鳖虫活血化瘀、通络定痛；当归活血行血；牛膝活血通经，补益肝肾，利尿通淋，兼有引药下行之效；海马为血肉有情之品，能补肾壮阳，益精填髓，使全方补肾之力尤效。综合全方具有补肾活血、强壮筋骨之功。功腰汤针对"肾虚血瘀"这一病机特点而设，临床应用颇为得心应手。

【加减应用】

腰痛偏于寒湿，加用肾着汤；偏于风寒，加独活 10g、细辛 6g、防风 12g；若畏寒肢冷、小便频数冷清阳虚甚者，可加肉桂 6g、附片 9g、鹿茸 3g；腰膝酸软，失眠多梦，口干，舌红，脉细数，加黄柏 12g、知母 12g；癃闭，加王不留行 30g，穿山甲 10g，路路通 15g，刘寄奴 30g；劳淋可加葛根 30g，补骨脂 15g，骨碎补 15g。

【注意事项】

腰痛属实证者，不宜应用。

【病案举例】

病案1 患者安某，男，58岁。以腰痛反复发作多年而就诊。西医临床确诊为腰部劳损。症见：腰部钝痛，久坐久立后加重，伴腰部困重，舌苔淡，脉沉弱。辨证属肾虚血瘀。治以补肾壮阳，活血化瘀。予功腰汤原方连服10剂，患者腰痛症状减轻，守方治疗1月痊愈。

病案2 患者李某，男，65岁。患者因夜尿，尿频，排尿无力，点滴不尽近1年前来就诊。西医学临床确诊为前列腺增生。症见：小便点滴不爽，排出无力，面色㿠白，神气怯弱，畏寒怕冷，腰膝冷而酸软无力，舌淡苔薄白，脉沉细而弱。予功腰汤去三七、当归，加王不留行30g，穿山甲10g，路路通15g，刘寄奴30g，海马5g。连服7剂，夜尿次数减少，点滴不尽症状减轻，精神大为好转，半个月后康复。

病案3 患者谭某，女，68岁。患者尿频、尿急反复发作半年，多方求医效不显，精神不振，面色晦暗，主诉尿频、尿急反复发作，伴腰困、畏寒、怕冷，舌淡苔薄，脉沉缓。予功腰汤去土鳖虫、当归、三七、丹皮，加葛根30g、巴戟15g、仙茅15g、补骨脂15g、紫河车5g、肉桂6g、附片9g。连服5剂，尿急、尿频消失。

（严兴海　戴海安整理）

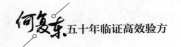

温阳利水方

【组成】

红参15g，麦冬30g，五味子15g，桂枝30g，茯苓30g，甘草30g，泽兰30g，桑白皮30g，黄芪60g，葶苈子30g，苦参15g，桑寄生30g，当归30g，川芎30g，丹参30g，酸枣仁30g。

【功能】

益气温阳，活血利水。

【主治】

水肿阳虚水泛、气虚血瘀证。西医学慢性心功能不全可参照此方治疗。症见喘息，胸闷气短，动辄喘甚，双下肢浮肿，纳差，夜寐不安，舌质紫暗，舌苔白滑，脉细涩。

【用法】

上药加水600mL，煎取200mL；再加水300mL，煎取100mL。共取300mL，混匀，分2次早晚温服，日服1剂，7天为1个疗程。

服药期间限盐限水，忌生冷油腻饮食。

【方解】

此方为治疗慢性心力衰竭的经验方。何老指出，心衰的病机关键在于心之元气受损，进而出现气滞、血瘀、水饮等标实之证。治疗时当益气温阳、活血利水诸法并举。方中红参、麦冬、五味子用生脉散之意，配以桑寄生并重用黄芪养阴益气，顾护心气；酸枣仁养心安神；桂枝温阳利水、茯苓健脾利水、泽兰活血利水，共奏利水之良效；桑白皮、葶苈子泻肺平喘；苦参味苦，入心经，具有引经之用；当归、川芎、丹参活血化瘀；甘草之用一则补气养心，一则调和诸药。综观全方，攻补兼施，收散并用，兼顾病机之各个方面，故能获得良效。

【加减运用】

若心悸，发绀，脉虚或结或代，加附子、肉桂；若见喘促，呼多吸少，汗出，脉虚浮而数，宜重用人参、蛤蚧、五味子、山茱萸、牡蛎、龙骨，以防喘脱之变。

【注意事项】

阴虚内热者，忌服。

【病案举例】

病案1 李某，男性，58岁。患者自诉三年前无明显诱因出现活动后胸闷、喘息，进行性加重，间断有双下肢水肿。发病后患者曾前往昌吉市人民医院住院治疗，诊断为"扩张性心肌病"，后多次住院治疗，本次于两月前1次上呼吸道感染后加重至昌吉州人民医院住院治疗，诊断为"肺部感染、扩心病、心衰"，住院治疗后好转出院。现服用"阿司匹林肠溶片100mg，每日1次；硫酸氢氯吡咯雷

75mg，每日 1 次；辛伐他汀 20mg，每晚 1 次；曲美他嗪 20mg，每日 3 次；地高辛 0.25mg，每日 1 次；布美他尼 1mg，每日两次；螺内酯 20mg，每日 1 次；氯化钾缓释片 0.5g，每日 3 次"。出院不到 10 天，患者症情心悸、胸闷、喘息再次加重，双下肢水肿，为求进一步诊治来就诊。患者有"糖尿病"病史十余年，现服用"二甲双胍片 0.5g，每日 3 次；瑞格列奈片 1mg，每日 3 次"控制血糖，血糖控制不理想。症见：神清，精神差，喘息，胸闷气短，动辄喘甚，双下肢浮肿，纳差，夜寐不安，二便调。舌质紫暗，舌苔薄黄，脉细涩。初诊给予温阳利水方 3 剂，患者服药后自觉尿量显著增多，胸闷、喘息症状顿减，双下肢水肿逐渐消退，纳食增加，夜寐改善，排便通畅。遵前方继续服用 5 剂，症状大减。原方加入阿胶、鹿角胶各 15g 制为膏方治疗。随访一年，生活质量显著提高，未再住院治疗。

病案 2 王某，女，60 岁。肺心病多年，每至冬季，频繁住院治疗，症情逐年加重，长期口服利尿药物，效不佳，双下肢水肿持续存在，尝试中医治疗。症见：双下肢水肿，按之凹陷，喘息气促，动辄喘甚，夜间不能平卧，夜尿频数，舌质紫暗，苔白腻，脉细。辨病为水肿，证属阳虚水泛、气虚血瘀证。治以益气温阳，活血利水为法。予本方 7 剂，日服 1 剂。7 剂后患者症状明显减轻，续服 7 剂后，双下肢水肿消退，活动耐力显著改善。后制为膏剂长期巩固治疗。

病案3 刘某，男，75岁。冠心病病史十余年。房颤，慢性心功能不全，症见：面浮身肿，腰以下为甚，按之凹陷不起，心悸，气促，腰部冷痛酸重，尿量减少，四肢厥冷，怯寒神疲，面色㿠白，舌质淡胖，苔白，脉沉迟无力。辨病为水肿，证属阳虚水泛，治以温肾助阳、化气行水。予温阳利水方加附子、肉桂、牡蛎、龙骨，服药3剂，诸证大减，续服7剂，效甚佳，水肿显著减轻，续服10剂后水肿消退，纳佳，夜寐安。

（严兴海　何苗整理）

久咳验方

【组成】

蜜麻黄15g，附子9g，细辛6g，蜈蚣2条，蝉蜕15g，全蝎6g，地龙12g，炒僵蚕12g，白毛夏枯草15g，桂枝15g，干姜10g，五味子30g，乌梅30g，甘草15g。

【功能】

助阳解表，祛风化痰，解痉止咳。

【主治】

久咳不愈，西医学之感染后咳嗽、咳嗽变异性哮喘、变应性咳嗽等与气道高反应性、气道高敏状态有关的咳嗽。

但凡以久咳为主，症见咳嗽阵作、咳白痰，量少，不易咳出，伴咽痒不适，舌体胖大有齿痕，舌苔薄白，脉浮，证属阳虚风咳者均可应用。

【用法】

上药加水 600mL，煎取 200mL；再加水 400mL，煎取 200mL。共取 400mL，混匀，分 2 次早晚温服，日服 1 剂，7 天为 1 个疗程。

服药期间忌辛辣刺激饮食。

【方解】

久咳一证，临床甚为常见。何老认为，久咳病因主要为阳虚无力驱邪，风痰久宿于肺，气道挛急所致。外感病，经治疗后，寒热之邪大部分已除，风邪独恋，患者阳气已伤，无力驱邪；部分患者体质偏颇（特别是过敏体质），新感外邪（风寒、风热）易于引动，干于肺系，肺失宣肃故久咳不止。痰之为物，乃津液凝聚所生；肺失宣肃，津液不布，津凝为痰。风痰相搏，内宿于肺而成本证。痰之为物，可为有形之痰，如咳出之痰；亦可为无形之痰，属痰象、痰征，如舌淡，苔薄白或微腻，舌体胖大有齿痕，脉滑等为痰象。风痰内宿于肺，肺气上逆，故见咳嗽、咳痰；风胜则痒，风邪偏胜，故见咽痒、咳嗽阵作。

久咳方中麻黄、附子、细辛三味为君，麻黄附子细辛汤出自《伤寒论》少阴病篇，主治少阴病兼表证，其功效为温经发表，表里双解。《张氏医通·喑》载："若暴哑声不出，咽痛异常，猝然而起。或欲咳而不能咳。或无痰。或清痰上溢。脉多弦紧。或数疾无伦。此大寒犯肾也。麻黄附子细辛汤主之。"何老从中悟出"温经发表，表里双解"为主的治疗大法。其中麻黄为肺经本药，宣肺止咳，散太阳在表之邪；附片入肾经，益肾温阳，扶正祛邪；麻、附相合，温肺止咳，助阳发表；细辛辛温雄烈，温肺化饮，发散风寒，与麻黄相伍，加强温经解表，散寒通窍之功。与附片相配，有温通少阴，助阳散寒温里之效。三药相须为用，内温少阴之阳，外发太阳之表，助正而驱邪，于温经中解表，于解表中温阳，使肺肾互根，子充母气，故而可愈阳虚风咳；蝉蜕、全蝎、僵蚕、地龙、蜈蚣搜风通络、解痉止咳，白毛夏枯草降气止咳，共为臣药；桂枝、干姜仿小青龙汤之义温肺化饮，久咳必然耗伤肺气，用乌梅、五味子敛肺止咳共为佐药。大量乌梅、五味子配合麻黄、附子、细辛及五虫可防君臣过于辛散之弊。甘草一则调和诸药，二能缓麻、桂及诸多虫类药物燥烈之性，三则解细辛、附子之毒为使药。全方升降相因、散收有度，验之临床，疗效确切。

【加减应用】

若鼻流清涕量多，加苍耳子、辛夷花、白芷等温肺开窍；若咽、腭、气道瘙痒不适，加鹅不食草祛风解表；有泡沫痰，加白芥子、葶苈子以化痰蠲饮；若大便溏，加炒白术健脾；病久体弱者，可加党参；若怕冷较著，病程较长者，加补骨脂、胡桃肉、淫羊藿、肉苁蓉等补肾之品，以温补肾气而助肺气宣发；若病久药效下降，可加山药、益智仁；痰少而黏间加有少许黄痰，加入黄芩、桑白皮、金荞麦、老鹳草等以清肺化痰。

【注意事项】

有发热、咳痰量多、色黄质黏、苔黄腻、脉滑数等痰热壅盛者，不宜应用。

【病案举例】

患者男，39 岁，2006 年 12 月就诊。于感冒后出现咳嗽，晨起及夜间较明显，咽干痰少，喉痒明显，遇冷空气、烟雾、灰尘刺激后加重，乏力明显，秋冬交界时症状明显，已连续发作两年，肺部未见异常体征，支原体阴性。临床应用多种抗生素、镇咳药治疗疗效不佳。何老辨证曰：此患者正当不惑之年，处于事业巅峰时期，工作压力较大，生活节奏紧张，感冒后未行调理休养，机体免疫力下降，加之久病，故中医辨证为肺肾气虚，于以久咳方加减治之：麻黄 15g，附片 5g，细辛 9g，黄芩 15g，党参 30g，淫羊藿 30g，肉苁蓉 15g，补骨脂 15g，蝉蜕 10g，乌梅 30g，五味子 15g，金荞麦 30g，老鹳草 30g，白毛夏枯草 30g，甘草 30g，地龙 30g。患者服第二剂时咳嗽明显减少，5 剂服完喉痒等症明显改善。后连服此方加减 20 余剂，于 2007 年秋冬交界时症状再未发作。

（严兴海　申志扬整理）

痤疮方

【组成】

金银花 30g，连翘 30g，七叶一枝花 15g，土茯苓 30g，水牛角 30g，丹皮 15g，赤芍 15g，玄参 15g，薏苡仁 60g，茵陈 15g，黄连 15g，黄芩 15g，黄柏 15g，白芍 15g，当归 15g，葛根 15g。

【功能】

清营凉血，泻火解毒，健脾化湿。

【主治】

主治痤疮。症见：毛囊性丘疹，好发于颜面、胸、背部，起碎疙瘩，多数呈黑头粉刺，色赤肿痛，破，出白粉刺，少数呈灰白色的小丘疹，以后色红，顶部发生小脓疱，破溃后痊愈，皮肤粗糙不平、油腻，舌红，苔黄腻，脉滑数。

【用法】

上药加水 600mL，煎取 300mL；再加水 400mL，煎取 200mL。共取 500mL，混匀，分 2 次早晚温服，日服 1 剂，3 天为 1 个疗程。

【方解】

痤疮一证多见于青春期男女。《医宗金鉴·外科心法要诀·肺风粉刺》云："此证由肺经血热而成，每发于面鼻，起碎疙瘩，形如黍屑，色赤肿痛，破，出白粉刺，日久皆成白屑，形如黍米白屑，宜内服清肺饮，外敷颠倒散。"指出本证治疗以清法为主。本证以素体阳热偏盛，加之青春期生机旺盛，营血日渐偏热，血热外壅，气血郁滞，蕴阻肌肤为主要病机。加之过食辛辣肥甘之品，肺胃积热，循经上熏，血随热行，上壅于胸面。而肺胃积热，久蕴不解，化湿生痰，痰瘀互结以致病程缠绵，此起彼伏。何老指出，其病理要素不离热、毒、痰、瘀，且其热毒乃由内而外所发。痤疮方中金银花清营分热、水牛角清血分热、黄连清肺胃火，三药相须为用，清营血肺胃之热毒而共为君药。连翘、七叶一枝花、土茯苓助金银花清营解毒；丹皮、赤芍、玄参配水牛角凉血散瘀；黄芩、黄柏与黄连相伍泻火解毒共为臣药。肺胃积热，久蕴不解，化湿生痰，痰瘀互结，故佐以薏苡仁、茵陈健脾化湿，白芍、当归养营活血均为佐药。以其有疹，为火毒郁结肌肤，内清其火，同时宜升阳透发，故予葛根一则升阳透疹，一则引诸药达于病所，为佐使药。诸药合用共奏清营凉血，泻火解毒，健脾化湿之效。内热除、火毒解、痰瘀化则其疹自愈。

【加减运用】

痤疮大如豆粒者，加猫爪草、夏枯草以清热解毒散结；大便秘结者，加火麻仁、大黄；瘙痒甚者，宜加白鲜皮、紫草；口干欲饮者，加石膏、知母。

【注意事项】

服药期间不食辛辣刺激油腻之物，禁烟酒。

【病案举例】

病案 1 患者，男，22 岁。2015 年 4 月 21 日就诊。额头、两颊及鼻周黑头粉刺及灰白色的小丘疹 3 年余，此起彼伏，缠绵不愈，粉刺周围色红，手挤压，有小米或米粒样白色脂栓排出，局部色素沉着，皮肤油腻，凹凸不平，多方求治，时轻时重，饮酒及进食辛辣刺激性食物后加重，大便干，两日一行，舌苔黄，有口臭，脉滑数。诊断为痤疮。嘱其戒烟酒，忌辛辣饮食，早晚以清水洗面，予以痤疮方加大黄 15g、火麻仁 15g、桃仁 10g。3 剂后皮疹显著减少，皮肤油腻改善，大便通畅，每日一行。续服 7 剂而愈，唯皮肤色素及疤痕尚需调理，患者以工作忙且汤药太苦，不愿继续服用，遂改用防风通圣散巩固疗效。

病案 2 某女，16 岁，学生。2015 年 8 月 2 日初诊。额头及鼻旁数个丘疹，色红，痛且痒，个别丘疹顶部可见白色脓点，有搔抓及挤压痕迹。舌红，苔薄黄，脉滑。予痤疮方原方 3 剂遂愈。

（严兴海　蔡基鸿整理）

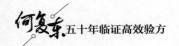

胃痛立效方

【组成】

白芷 40g，白芍 30g，甘草 30g，百合 30g，乌药 15g，高良姜 15g，醋香附 15g，丹参 30g，檀香 15g，木香 15g，砂仁 10g，元胡 15g。

【功能】

行气活血，和胃止痛。

【主治】

久治不愈，虚实寒热错杂胃痛（胃、十二指肠溃疡，各种慢性胃炎，胃黏膜脱垂等）。症见：长期难愈胃脘痛，胃脘喜温喜按，但又不能重按，大便或干或溏，舌苔薄白，脉弦。

【用法】

上药加水 600mL，煎取 300mL；再加水 400mL，煎取 200mL。共取 500mL，混匀，分 2 次早晚温服。日服 1 剂，5 天为 1 个疗程。

【方解】

胃痛，是指上腹胃脘部近心窝处疼痛为主症的病证。其发病主要由外邪犯胃、饮食伤胃、情志不畅、脾胃素虚等导滞胃腑郁滞，不通则痛。早期有外邪、饮食、情志所伤多为实证；后期常脾胃虚弱，往往虚实夹杂，如脾胃虚弱夹湿、夹瘀等；病理因素有气滞、寒凝、热郁、湿阻、血瘀等。其主要病机是胃腑郁滞，不通则痛。病理变化较为复杂，经久不愈，虚实夹杂。何老在 40 余年的临床实践中积累了丰富的经验，以著名医家焦树德祖传方歌"痛在心口窝，三合共四合"为依据，以"丹参饮、良附丸、百合汤、失笑散"为基础，自拟"胃痛立效方"，治疗各种原因引起的上腹胃脘部疼痛，效果显著。丹参饮，治疗血瘀气滞之心胃诸痛；良附丸疏肝行气，祛寒止痛，治疗肝胃气滞寒凝胃痛；百合汤养阴益胃止痛；加芍药甘草汤缓急止痛。白芷辛温，归肺、胃、大肠经，解表散寒，祛风止痛，消肿排脓，既可解表散寒治疗外感寒邪引起胃脘疼痛，又可辛散温通、消肿止痛、托毒排脓，对各种消化性溃疡引起的胃痛有很好的止痛作用，其用量较大，需 40g；加木香行气止痛；加砂仁化湿和胃止痛；金铃子散为元胡、川楝子，川楝子据现代药理研究有黏膜毒性，故弃而不用，只用元胡行气止痛。

何老云，胃痛在临床上可见于多种疾病，常反复发作，病人为之苦恼甚久。本药服药后胃痛症状明显缓解，病人气虚症状明显好转，以此取得病人的信任，为进一步治疗，恢复脾胃功能打下基础。

【加减运用】

若寒凝重者，减丹参为 20g，加吴茱萸 5g；湿热明显，加薏苡仁、苍术；气虚明显，加黄芪、党参；痰热明显，合小陷胸汤；气郁明显，重用醋香附；食欲不振，胃脘灼热，大便干涩，加沙参、麦冬，重用白芍至40~60g；气虚明显，加黄芪；腹胀甚，加厚朴；有血瘀者，可加桃仁；阳虚者，加肉苁蓉、熟附子。

【注意事项】

规律的饮食、生活习惯，忌暴饮暴食，饥饱不均。忌辛辣生冷刺激食物，避免过劳。

【病案举例】

患者，童某，男，44岁。2016年2月10日初诊。患胃痛10余年，形体消瘦，面色萎黄无华，平素怕冷，胃脘部喜温喜按，四肢不温。近期因饮食不节（饮酒），胃脘部疼痛加剧，空腹胃脘灼热嘈杂明显，呕吐酸苦水，时有呃逆，口淡纳不香，大便不干不畅，小便调畅，夜寐轻浅易醒，舌淡红苔薄脉细弱。胃镜提示：胃溃疡、十二指肠球炎。辨证为寒热错杂之胃痛。治疗以行气活血，和胃止痛。处方予以胃痛立效方加减口服，示方如下：白芷40g，白芍15g，甘草15g，百合30g，乌药15g，高良姜15g，醋香附15g，党参15g，檀香10g，木香15g，砂仁10g，元胡15g，海螵蛸30g，浙贝母15g，炒神曲15g，吴茱萸3g。3剂，水煎服。2月13日二诊：诉服药后胃痛、泛酸症状明显改善。上方加茯苓15g，猪苓15g，炒苍术10g，炒鸡内金15g，5剂，继服调理，后期调方制成膏剂口服。2016年4月26日二诊，胃痛未发作，且面色红润，纳香。

（杨宇玲　陈英整理）

百合枣仁失眠方

【组成】

百合 30g，炒酸枣仁 30g，生地黄 30g，黄连 15g，黄芩 15g，白芍 15g，阿胶 15g，知母 15g，茯苓 15g，川芎 30g，合欢花 15g，首乌藤 30g，甘草 30g。

【功能】

养阴清热，除烦安神。

【主治】

更年期妇女阴虚火旺之顽固性失眠。症见：心烦失眠，头晕耳鸣，口干津少，腰膝酸软，手足心热，舌质红脉细数。

【用法】

上药加水 600mL，煎取 300mL；再加水 400mL，煎取 200mL。共取 500mL，混匀，分 2 次早晚温服。日服 1 剂，5 天为 1 个疗程。

【方解】

失眠为中医之不寐、少寐，《黄帝内经》对失眠的病因、病机、治疗等。

均有论述。强调阳盛阴虚或营卫运行失和为失眠的主要病机，因此，调和营卫，调整阴阳虚实，扶正祛邪是治疗的失眠的重要法则。近年来，由于生活节奏加快，社会压力较大，失眠成为更年期女性的最常见的症状，严重影响了生活质量。何老在治疗更年期女性失眠方面有着丰富的经验，认为更年期女性失眠的重要原因是肝脾肾虚为本，虚火内扰为标；肝肾阴亏于下，不能上济于心，心火独亢于上，不能下交于肾，心阴不足，心神失养而失眠。东汉的张仲景对失眠也非常重视，认为虚、热、痰、瘀、腑实等皆会扰乱心神导致不寐，从阴虚火旺、邪热内扰瘀血阻滞、通腑泄热等入手，以养阴清热、清宣郁热等为治疗法则。故何老以酸枣仁汤、百合知母汤、百合地黄汤、黄连阿胶汤为基础方，自拟了百合枣仁失眠方。

酸枣仁汤是治疗肝阴血虚，虚热内扰型失眠的代表方，出《金匮要略·血痹虚劳病脉证并治》，酸枣仁为君药养肝阴，茯苓、甘草宁心安神，知母清虚热，川芎理血疏肝，在这里川芎用量要大，用量至 30g 有镇静作用；百合地黄汤、百合知母汤均是张仲景用来治疗百合病的处方，《金匮要略·百合狐惑阴阳毒病脉证并治》云："百合病者，百脉一宗，悉其病也。意欲食，复不能食，常默然，欲卧不能卧，欲行不能行。"百合病病机为阴虚内热，与更年期症状相似、病机吻合，故后世医家多以此治疗更年期阴虚内热型失眠。《伤寒论·少阴病脉证并治》曰："少阴病，得之二三日以上，心中烦，不得卧，黄连阿胶汤主之。"是治疗肾阴虚心火旺，心肾不交型失眠的代表方剂。黄连阿胶汤以黄芩、黄连泻心火，白芍、阿胶滋肾水，心肾得交，除烦安神。何老常云"萱草解忧，合欢怡情"，而更年期女性很多合并有焦虑抑郁，故常加合欢花解郁安神；《本草正义》记载，首乌藤"治夜少安寐"，加首乌藤养血安神。《素问·脏气法时论》云："肝苦急，急食甘以缓之。"现代药理学研究表明，甘草具有类皮质激素样作用。故何老在治疗更年期失眠时甘草用量常为30g，乃取脏燥甘麦大枣汤之主药。

【加减运用】

若见烦躁明显，可加石膏清热泻火；若便秘可加瓜蒌、炒枳实；头痛者加天麻、钩藤、珍珠母；肾亏腰膝酸软明显加熟地黄、淫羊藿、杜仲、菟丝子、巴戟天、补骨脂等；若膝足软弱无力加鹿茸片3~5g；失眠久治无效者，可加红参15g以强壮元神，元神强壮自可安然入眠，不必惧其兴奋性。

【注意事项】

养成良好的睡眠习惯，建立规律的睡眠时间，保持睡觉环境安静，光线偏暗，情绪稳定，睡前戒烟、咖啡、浓茶等。

【病案举例】

李某，女性，46岁，初诊日期2015年2月2日。主诉：失眠 2 年余。患者间断性~失眠已 2 年有余，梦多，甚者彻夜不眠，头昏痛，烦躁，心慌，烘热，汗出，腰膝酸软，月经先后不定期。舌淡苔薄，脉弦细数。何老予以养阴清热，除烦安神之自拟"百合枣仁失眠方"治之。处方如下：百合 30g，炒酸枣仁 30g，生地黄 30g，黄连 15g，黄芩 15g，白芍 15g，阿胶 15g，知母 15g，茯苓 15g，川芎 30g，合欢花 15g，首乌藤 30g，天麻 18g，钩藤 30g，石决明 30g，盐杜仲 30g，甘草 30g。5 剂，水煎服。2015 年 2 月 7 日二诊，诉服药后失眠症状显著改善，头昏痛也明显减轻。守方继服 5 剂而愈。

（杨宇玲　何苗整理）

痛风方

【组成】

炒苍术 15g，黄柏 15g，薏苡仁 60g，萆薢 30g，土茯苓 30g，生地黄 30g，赤芍 30g，牡丹皮 30g，山慈菇 20g，百合 30g，萱草 15g，雪莲 15g，防己 30g，蚕沙 30g，牛膝 15g，玉米须 15g。

【功能】

清热祛湿，凉血祛毒。

【主治】

痛风证属湿热内蕴，痰瘀痹阻者。症见足趾关节皮肤发红、肿胀，局部灼热，行走艰难，疼痛剧烈，昼轻夜重，关节皮下结节，舌红苔黄燥，脉数等，属痛风急性发作期。

【用法】

上药加水 600mL，煎取 300mL；再加水 400mL，煎取 200mL。共取 500mL，混匀，分 2 次早晚温服。日服 1 剂。

【方解】

痛风是嘌呤代谢紊乱及（或）尿酸排泄减少所引起的一组疾病。临床特点为高尿酸血症反复发作，急性单一性关节炎，尿酸盐结晶、沉积形成痛风石及痛风性关节炎。若未经适当治疗，通常最终发展为痛风性肾病。属中医"痛风""热毒痹""历节病""白虎历节"等范畴。主要由于脏腑积热，内伏毒邪，加之劳倦内伤，饮酒饱食，膏粱辛辣、劳累外伤等致"热毒气从脏腑出，攻于手足，手足则焮热赤肿疼痛也"（《诸病源候论·时气病诸候·时气毒攻手足候》）。又如《万病回春》云："一切痛风肢节痛着，痛属火，肿属湿……所以膏粱之人，多食煎炒炙煿，酒肉热物蒸脏腑，所以患痛风。"因此，形成痛风发作期的基本病机为内生湿热毒，充斥血脉，痹阻经络，流注骨节，着于肌肤。其病位初在血脉，继而骨节、经络、肌肤。其病性为湿热证。而当今世人不合理膳食多有高脂血症、高血糖病、高尿酸血症等，说明过食膏粱厚味、辛辣醇酒肉腻，膏剩之余毒必深入血脉肢节，形成胶腻之湿瘀毒邪。所以何老以三妙散、四妙散为基础方清除瘀热；苍术、黄柏攻伐湿毒，有助于截其源流，祛除毒邪之胶黏之性。大剂量薏苡仁利水渗湿，健脾除痹，性凉可解热、镇静、镇痛；山慈菇含有秋水仙碱，可清热解毒，消痈散结；重用萆薢、土茯苓、防己、蚕沙等清热解毒利湿药可加强利尿排毒之功，使毒邪从前阴而出；土茯苓、萆薢现代药理研究证实，能抑制炎症介质的释放，抑制白细胞趋化，可碱化尿液，抑制肾小管重吸收，促进尿酸排泄，降低血尿酸。萱草、百合、雪莲含有丰富的秋水仙碱，能迅速减轻炎症，有效止痛；玉米须是消除尿酸特异性用药。

痛风的主要矛盾在于复发，复发的主要根源在于血尿酸增高，患者体内血尿酸持续增高，遇诱因则可导致急性发作。血尿酸属中医的"血毒""浊毒"之范畴，故以生地黄、牡丹皮、赤芍凉血解毒，血脉通畅有助于祛毒外出；牛膝活血且引药下行。

【加减运用】

红肿痛明显者，加石膏100g，水牛角60g利水消除血管炎症；大便秘结不畅者，加生大黄6-12g；热甚者，加连翘、忍冬藤；伤阴者，加生地黄、麦冬、石斛等；下肢痛明显者，加独活；上肢痛者，加桑枝、姜黄、威灵仙；皮下结节，加白芥子。

【注意事项】

合理膳食，禁食含嘌呤高的食物，如沙丁鱼、黄豆粉、螃蟹、动物内脏及骨髓等。多饮水；肥胖者减少热量的摄取，降低体重。积极治疗高血压、高血脂、糖尿病、冠心病等原发病。

【病案举例】

　　患者，李某，男性，42 岁，因职业关系常朋友聚会，于 6 年前开始出现发作性第一跖趾关节疼痛，多在午夜疼痛而醒，呈刀割样痛。发作时关节周围未见明显红肿热痛等，在西医院就诊多次，查血尿酸偏高，诊断为痛风。因发作前有明显饮酒、进食海鲜等，故医师建议饮食控制等，未予"秋水仙碱"治疗。疼痛发作时曾口服"布洛芬"等。2015 年 10 月 10 日来我院就诊。何师予以处方如下：炒苍术 10g，黄柏 10g，薏苡仁 45g，萆薢 15g，土茯苓 15g，生地黄 30g，赤芍 30g，牡丹皮 30g，山慈菇 20g，百合 30g，萱草 15g，雪莲 15g，防己 30g，蚕沙 30g，牛膝 15g，玉米须 15g。5 剂。上药加水 600mL，煎取 300mL；再加水 400mL，煎取 200mL。共取 500mL，混匀，分 2 次早晚温服。日服 1 剂。2015 年 10 月 15 日二诊，诉服药至第 3 剂时疼痛明显缓解。

（杨宇玲　李军整理）

葛根四物汤

【组成】

　　葛根 30~50g，当归 15g，炒白芍 30g，川芎 30g，蝉蜕

15g，炒僵蚕 15g，全蝎 10g，地龙 15g，蜈蚣 3 条，白蒺藜 30g，白芷 15~30g。

【功能】

养血解痉止痛。

【主治】

顽固性头痛辨证属血虚头痛者。临床症见头痛隐隐，时有昏晕，劳累、生气后发作，舌淡苔薄，脉弦细弱。

【用法】

上药加水 600mL，煎取 300mL；再加水 400mL，煎取 200mL。共取 500mL，混匀，分 2 次早晚温服。日服 1 剂，7 天为 1 个疗程。

【方解】

紧张性头痛是由于焦虑及抑郁所致，从神经病理生理角度讲，是由于钾离子的升高，交感神经兴奋，使机体产生过度的 5-HT、儿茶酚胺样物质，从而造成肌肉痉挛，血管收缩，发生持久的头颈部肌肉疼痛。90% 的患者头痛多为两侧，多见于后枕部、颈项部、两颞侧、头顶部、额部或全头痛，有时伴有颈部、肩部或头面部肌肉紧张、僵硬，患者活动头颈部感到不适或肩部疼痛。其性质表现为钝痛、胀痛、压迫感、麻木感、沉重感和束带样紧箍感，后颈部、肩胛部肌肉有压痛，有时可触及 1 个或多个硬结，该硬结叫"痛性结节"，是由于肌肉长期收缩所致，精神紧张可加重，头前屈后伸可诱发。

紧张性头痛属中医的内伤头痛。内伤头痛多反复发作，其病机多与肝、脾、肾三脏的功能失调有关。肝藏血，脾统血，肾藏精，精血同源，故其头痛多以虚为本，以实为标。头为精明之府，需精微的物质基础濡养，故肝藏血不足，脾虚生血不及，肾虚精血不足均可致头痛反复发作，治疗以养血为基础，加解痉和络止痛之品。何老在长期临床实践中以四物汤合五虫汤加葛根、白蒺藜、白芷治疗紧张性头痛疗效显著。

四物汤养血调血，柔肝止痛，当归、炒白芍养血滋阴；川芎为血中气药，养血兼有行血作用，因血虚头痛反复发作，病程长，经年难愈，故选配全蝎、蜈蚣、炒僵蚕、地龙、蝉蜕等虫类药以祛瘀通络，解痉止痛，平肝息风。葛根是主药，即君药，辛、甘、凉，归脾胃经，可解肌，生津，升阳，轻扬升散，长于缓解邪郁阻络，经气不利，筋脉失养所致的项背强痛，现代药理研究其含有的葛根总黄酮能扩张脑血管，增加脑血管的流量，使外周阻力下降，能缓解高血压病人的"项紧"症状，大剂量应用有明显降压作用。白芷辛散温通，长于止痛，且善入阳明胃经，有引经作用；白蒺藜苦泄温通，辛散，轻扬疏达，善散肝经风热，又能疏肝解郁，行气活血，为疏散下气活血之品，配白僵蚕二药合用，平肝祛风，镇惊止痛，最宜治头痛、头晕诸证。

【加减运用】

血虚气弱，乏力气短明显，神疲懒言，汗出，选加黄芪、白术；若阴血亏虚，阴不敛阳，肝阳上扰明显加天麻、钩藤、石决明等。

【注意事项】

养成规律的生活习惯，情绪稳定，忌辛辣生冷刺激食物，避免过劳。

【病案举例】

患者，何某，女，记者，44 岁，2015 年 1 月 25 日初诊。患者头痛 6 年。6 年前因考研究生频繁加班夜读而致头痛，在多家医院就诊检查未见器质性病变，西医诊断为紧张性头痛。历经中西医治疗效果欠佳。近期因用脑太过而诱发，两颞侧头部胀痛，连及后枕部、颈项部、全头痛，伴有颈肩部、头面部肌肉紧张、僵硬，头部压迫感、束带样紧箍感。乏力，易烦躁，夜寐差，舌淡红苔薄，脉弦紧。脉证合参，证属血虚头痛。予以养血和络，解痉止痛。自拟"葛根四物汤"加天麻 15g、钩藤 30g、石决明 30g、郁金 20g，合欢花 15g，予 5 剂，每日 1 剂，每剂加水 500mL，武火烧开 5 分钟，文火煎 30~40 分钟，取汁 300mL，再次加水 500mL，取汁 300mL，两次混匀计 600mL，分两次饭后温服。2015 年 2 月 7 日二诊，诉服药后头部束带样紧箍感明显减轻，夜寐好转，提示治疗有效。

按：患者劳神过度，暗耗心血，血不荣养清窍，故以四物汤养血和血；久病入络以五虫解痉通络止痛；《医方集解》有云："……头痛必用风药者，以颠顶之上，唯风药可到也。"故葛根为君药祛风解痉止痛；白芷引药上行；久病阴血亏虚，虚阳上扰，故加天麻、钩藤、石决明平肝潜阳，镇静安神；血虚肝郁，故以郁金、合欢花解郁安神。

（杨宇玲　李涛整理）

小儿乳蛾高热方

【组成】

银花15g，连翘15g，牛蒡子（布包）15g，神曲15g，山楂15g，鸡内金20g，黄芩15g，知母15g，大黄（后下）15g，石膏（先煎）60g，二丑15g，莱菔子30g，甘草15g。

【功能】

疏风清热，解毒泻火，利咽消肿。

【主治】

主治风热乳蛾，西医学之急性扁桃体炎，证属邪热内蕴者。症见：咽部疼痛剧烈，甚至痛连耳根及颌下，吞咽困难，有堵塞感，或有声嘶，喉核红肿，表面或有黄白色脓点，逐渐连成伪膜；甚则咽峡红肿，颌下有瘰核，压痛明显。伴高热，口渴引饮，咳嗽痰黄稠，口臭，大便秘结，

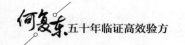

小便黄赤，舌质红，苔黄厚，脉洪大而数者。

【用法】

　　上药 1 剂，加水 600mL，煎取 200mL；再加水 400mL，煎取 200mL。共取 400mL，混匀后首次服用 1/4，以大便爽利、轻微泄泻为度。若不效，2 小时后再服 1/4，若大便爽利，则少量续服，直至清泄、热退，余药无须再进，依证加减治疗。

【方解】

　　急性扁桃体炎属中医"风热乳蛾"范畴。本病因风热邪毒循口鼻入侵肺系，邪毒搏结于喉核，以致脉络受阻，肌膜受灼；或外邪壅盛，乘势传里，肺胃热盛，火热上蒸，搏结于喉核，肌膜受灼；或多食炙煿，过饮热酒，脾胃蕴热，热毒上攻，搏于喉核而为病。西医学认为其多由溶血性链球菌、肺炎双球菌、葡萄球菌或病毒感染所致。常因身体抵抗力降低时，隐藏于扁桃体隐窝内或咽部的细菌繁殖，或外界病原侵入而发病。本病好发于儿童及青壮年。

　　何老根据多年经验，提出小儿"无积不发热"，认为肺胃热盛，火热上蒸，搏结于喉核，肌膜受灼；脾胃蕴热，热毒上攻，搏于喉核方为病病机之关键。临证此类患者多以儿童为多，因其高热，患儿躁动，家长心急如焚，且高热易致惊厥，故需速效治疗，且病势正盛，需要重剂方可遏阻病机，故何老此方服用方法以重剂投之，少量频服，以便通热退为度，遏制病势发展后，再行后续治疗。此时若迟疑踌躇，则贻误病机，难以奏效。临床所见此证甚多，许多家长急于求成，往往输液使用大剂量抗生素，而能很快退热者很少，还需服用退热药物，但大便不通，往往热退旋即复起。何老拟此方治疗此类患儿甚多，包括其外孙，效如桴鼓。方中银花、连翘疏风清热，黄芩、知母、石膏清热解毒；大黄、二丑通便泻火解毒；神曲、山楂、鸡内金、莱菔子消食化积；牛蒡子利咽消肿；甘草益气和中，调和诸药。此方有釜底抽薪之意，唯如此，方能阻断病机发展。若仅投以银翘、桑菊之类，无异杯水车薪、扬汤止沸，鲜能获效。此方成人用之效亦极佳，但以此证以小儿多见，故名小儿乳蛾高热方。

【加减运用】

可配合外治：用冰硼散吹喉，每隔 1~2 小时 1 次。咽痛剧烈者可用六神丸含服，每次 10 粒。慢性扁桃体炎急性加重可加玄参 15g，浙贝母 10g，赤芍 10g，僵蚕 10g。每日 1 剂，分多次服。

【注意事项】

服药期间禁食辛辣刺激、油腻食物。小儿用之仅取一剂，如法煎药后少量频服，以泻为度，泻后热退，余药无须再服。

【病案举例】

患儿，男，5 岁，2015 年 10 月 21 日就诊。患儿自 3

岁以来，每遇外感，旋即高热、咽痛，均需输液治疗数日方能治愈。3年以来，输注先锋、阿莫西林等药甚多。本次两日前不慎受凉、进食油腻后再次咽痛、高热，发病后即输液治疗，阿莫西林克拉维酸钾与喜炎平静滴两日，身热未退。现咽痛剧烈，吞咽加剧，无法进食，声嘶哑，喉核红肿，表面有黄白色脓点，咽峡红肿，高热，口渴引饮，口臭，大三日未解，小便黄赤，舌质红，苔黄厚，脉洪大而数。何老辨病属乳蛾，此为积食内伤，加之外感风寒，入里化热，导致胃中热毒，熏蒸咽喉所致。投以：银花15g，连翘15g，牛蒡子（布包）15g，神曲15g，山楂15g，鸡内金20g，黄芩15g，知母15g，大黄（后下）15g，石膏（先煎）60g，二丑15g，莱菔子30g，甘草15g，夏枯草15g，浙贝母15g。1剂煎取400mL，首次服用1/4，未效，两小时后再服1/4，后半小时患儿解干硬大便1次，量甚多，恶臭；后少量续服，两小时后腹泻1次，遂停药，渐热退身凉，余药无须再进。随后给予银花10g，连翘10g，牛蒡子（布包）10g，神曲10g，山楂10g，鸡内金6g，黄芩6g，知母6g，石膏（先煎）15g，莱菔子10g，甘草6g，夏枯草10g，浙贝母10g。每日1剂收功，3日而愈。

（严兴海　杜樱洁整理）

二白通便方

【组成】

白术 30g～60g，白芍 30g～120g，炒莱菔子 30g，甘草 30g。

【功能】

健脾行气，增液行舟。

【主治】

习惯性病便秘。对由中气不足和血燥津枯所致的习惯性便秘有良好效果。症见：脘腹胀满，大便不畅或无力，努挣难下，平时虽有便意临厕则努挣乏力，用力排便时则汗出气短，便后疲乏等。

【用法】

上药加水 600mL，煎取 300mL；再加水 400mL，煎取 200mL。共取 500mL，混匀分 2 次早晚温服，日服 1 剂，5 天为 1 个疗程。

【方解】

习惯性便秘是指原发性持续性便秘，是临床常见的病证之一，其作为一个独立的证候，常并发于各种急慢性疾病过程中。该病不仅多发于老年人，在青年人群中也很常见。由于便秘毒素不能及时排出体外，诱发多种并发症，如直肠炎、肛裂、痔疮等，甚至肠癌，常是急性心脑血管疾病的诱发因素和致死因素，西医对本病多采用对症治疗，常选用泻药，多有副作用，久之易形成泻药依赖的顽固性便秘。中医因其安全、副作用少、不易耐药而受医患双方的欢迎。何老在长期的临床实践中，自拟"二白通便方"治疗习惯性便秘效果显著。

何老指出，罹患习惯性便秘的人群多属中医"气秘、虚秘"范畴。由于患者病程较长，以虚为本，多以气虚，阴血津液不足和阳气虚衰为主，气虚大肠传导无力；阴血津液亏虚，则肠道失于润养；故该方以大量白术为君药，突出健脾益气作用，促使脾健气行推动有力，肠道蠕动功能增强。白术益气健脾，燥湿利水；善治脾气虚弱，在《金匮要略·水气病脉证并治》中"心下坚，大如盘，边如旋盘，水饮所作，枳术汤主之"；因脾虚气滞失于传输，导致水饮内聚，痞结于心下，取其白术健脾强胃，以白术2两，枳实7枚；李东垣《内外伤辨惑论》，以白术60g，枳实30g，荷叶烧饭为丸治疗脘腹痞满。而现代中药药理学研究证实，白术对肠管活动有双向调节作用，当肠管兴奋时呈抑制作用，而肠管抑制时则呈兴奋作用。何老临证时白术使用剂量甚至可达90～120g之多；白芍、甘草取芍药甘草汤之意，芍药甘草汤出自《伤寒论》，为"挛急疼痛"而立。本方取大量白芍敛阴以生津，甘草益气，二药相合酸甘化阴，是大便软而成形。白术甘温益气，白芍苦酸滋阴，二药补气养阴，符合老年人气虚血弱之体质。何老在总结前人的经验基础上加莱菔子消导理气，增加胃肠动力。莱菔子，辛甘平，归肺、脾、胃经，味辛行散，消食化积，尤善行气消胀。《本草纲目》云："下气定喘，治痰，消食，除胀，利大小便。"临床治疗习惯性便秘，莱菔子亦可单用，且毒性作用较小，无大黄、番泻叶之副作用。

【加减运用】

若阴虚肠燥甚者，可加生地黄；气虚明显，加黄芪；腹胀甚，加厚朴；有血瘀者，可加桃仁。阳虚者，加肉苁蓉、熟附子。

【注意事项】

服药期间可配合腹部按摩，养成定时排便的习惯。

【病案举例】

张某，男，65岁。主诉便秘10余年，加重2年。10余年前出现大便每3~4天1次，出头硬干结难下，后量少变细不易排出，排便费力，每次排便后疲惫费力。平素头昏，乏力。曾口服番泻叶，药店自购通便药等，近两年大便近1周排1次，不便亦无腹胀等，曾查肠镜未见明显异常。舌体胖大质淡苔薄脉沉细弱。中医诊断：习惯性便秘（脾肾两虚，血燥津枯）。何老予以二白通便方加减，示方如下：白术60g，白芍60g，炒莱菔子30g，炒枳实30g，肉苁蓉30g，黄芪30g，陈皮15g，生地黄30g，甘草30g。予

5剂，水煎服。服药后诉大便每日排便1次，每次排便15分钟左右。嘱患者养成良好的排便习惯。

（杜樱洁　杨宇玲整理）

纯阳寿胎饮

【组成】

杜仲15g，续断15g，菟丝子15g，桑寄生15g，南瓜蒂2个。

【功能】

温阳补肾，固冲安胎。

【主治】

主治胎漏、滑胎，西医学之先兆流产、习惯性流产，证属肾虚者。症见：妊娠期阴道少量下血，或屡孕屡堕，甚或如期而堕。头晕耳鸣，腰膝酸软，小便频数，精神萎靡，夜尿频多，目眶暗黑，或面色晦暗，舌淡，苔白，脉沉弱。

【用法】

上药加水400mL，煎取200mL；再加水300mL，煎取100mL。共取300mL，混匀分2次早晚温服，日服1剂，7天为1个疗程。

【方解】

胎漏一症主因孕妇先天肾气不足，或房事不节，损伤肾气，肾虚则冲任不固，不能制约经血，以致胎漏下血。肾气虚冲任不固，血海不藏，故孕后阴道少量下血，色淡质稀；肾虚髓海不足，则头晕耳鸣，腰膝酸软；肾虚气化失常，膀胱失约，故小便频数。滑胎一症多由肾虚冲任不固，胎失系载，故屡孕屡堕；肾虚髓海不足，空窍失养，故头晕耳鸣；肾虚命火不足，阳气不能外达，则精神萎靡，目眶暗黑，或面色晦暗；肾虚膀胱失约，则小便频数，夜尿尤多；腰为肾府，肾主骨，肾虚则腰酸膝软。

何老认为，治疗肾虚所致胎漏、滑胎，当遵"向阳花木易逢春"之意，故其临证固胎、寿胎弃用一切阴柔之品，如当归、芍药、阿胶，自拟纯阳寿胎饮。此方药仅5味，杜仲补肾益精髓，固冲安胎为君药。菟丝子补肾益精安胎；桑寄生、续断固肾壮腰以系胎，均为臣药。南瓜蒂者，始载于《本草纲目拾遗》，归肺、肝经，性平，味甘苦，具有解毒、利水、安胎之效。方中取类比象，以其以一蒂之力而能提摄、固养全瓜，故取为药引。全方重在温阳补肾、固冲安胎，冲任固，肾气足则胎自固。此方乃何老老师朱馨伯老中医所授。

【加减运用】

肾阳虚著者加巴戟天、鹿角霜；脾虚者加党参、白术、砂仁。

【注意事项】

服药期间需静养，避免情绪刺激。服药期限应超过以往滑胎月份之后，且无胎漏、胎动不安征象时，方可停药观察之。胎漏者需结合有关检查，确属胎堕难留者，切不可再行安胎，宜以去胎益母为要。本病若发生在妊娠中、晚期，则类似于西医学的前置胎盘，诊疗中应予以高度重视。

【病案举例】

患者，女，26岁。2013年4月21日就诊。结婚3年以来，屡孕屡堕，达3次之多，每至孕8周余便流产，此次身孕4周，担心再次流产，故来就诊。见其消瘦，乏力，头晕，耳鸣时作，声如蝉鸣，腰酸膝软，面色晦暗，舌淡苔白，脉沉弱。诊断为滑胎。嘱其静养，忌房事，加强营养，予以纯阳寿胎饮加砂仁15g、巴戟天15g、党参15g，每日1剂。遂休息在家中，一直坚持服用，保胎直至16周，一切正常，遂停药。后顺利产下一男婴。

（严兴海　蔡基鸿整理）

补肾消痞汤

【组成】

柴胡15g，炒枳壳15g，黄芩15g，黄连6g，桂枝15g，党参 15g，炒白术 15g，茯苓 15g，葛根 30g，巴戟天 15g，仙茅 5g，淫羊藿 15g，菟丝子 15g，补骨脂 15g，骨碎补 15g，肉苁蓉 15，紫河车 10g，甘草 15g，鹿茸片 3~5g。

【功能】

疏肝健脾，补肾消痞。

【主治】

更年期功能性消化不良。症见上腹胃脘部胀满，食后明显，胃脘部喜温喜按，食欲下降，纳少不馨，伴呃逆、嗳气、泛酸、口干口苦，腰膝酸软，舌淡，苔薄白略腻，脉沉细。

【用法】

上药加水 600mL，煎取 300mL；再加水 400mL，煎取 200mL。共取 500mL，混匀，分 2 次早晚温服，日服 1 剂，7 天为 1 个疗程。

【方解】

更年期功能性消化不良是更年期综合征在消化系统的表现，主要由内分泌功能减退和胃肠运动功能障碍及心理因素引起。女性 40 岁以后，由于卵巢功能逐渐衰退，雌激素水平下降，对下丘脑-垂体的反馈抑制作用减弱，导致下丘脑-垂体和卵巢（性腺）轴之间的平衡发生改变，影响自主神经及其支配下的各脏器功能，引发全身 400 多个部位、组织器官的连锁反应，其中功能性消化不良是更年期女性在消化系统的表现，临床表现复杂，症状多变，常有胃胀、早饱、食欲下降、嗳气、泛酸、口干口苦、便秘、腹泻等，上述症状出现后，经有关检查排除器质性消化不良即考虑为更年期功能性消化不良。

何老云，患该病之人大多年近七七之岁，"任脉虚，太冲脉衰少"，天癸渐竭，形体逐渐衰老，精气亏虚。因饮食、劳累、情绪等诱发，依据临床特点，可归属"胃痛""痞满""嘈杂"等范畴。初期以肝郁气滞为主，多由情志不遂、劳倦伤脾、寒温失调等因素所致，病位在中焦胃，涉及肝、脾，以肝气郁结，脾胃虚弱为其基本病机，久病土虚，气血生化乏源，穷极于肾，致先天肾失于充养，又"肝肾同源""子（肝）盗母（肾）气"，多种因素均可导致肾气不足、肾精亏虚，迁延日久则出现肝郁脾肾两虚证，病位涉及于肾，以肝郁脾虚、肝郁肾虚多见，以机体功能活动低下为其主要临床表现。何老在临证中辨病、辨证、辨状态，以"三辨论治"，治疗从补肾入手，健脾、疏肝为辅，以二仙汤（葛根、巴戟天、仙茅、淫羊藿、当归、知母、黄柏）为基础，加减用药，调节"下丘脑-垂体-性腺轴"。

葛根甘辛、凉，归脾、胃经，升阳生津，含有黄酮类物质，能改善改善胃肠道微循环，提高胃肠道局部微血流量，对胃肠道有明显解痉作用，能对抗乙酰胆碱所致的肠管痉挛；巴戟天、仙茅、淫羊藿辛甘、温，归肝、肾经，其主要成分均含有黄酮类化合物，能增强下丘脑-垂体-性腺轴及肾上腺皮质轴、胸腺轴等内分泌系统的内分泌功能；菟丝子辛甘、平，归肝、脾、肾经，可补肾养肝，健脾止泻，其水煎剂能明显增强黑腹果蝇的交配次数；补骨脂苦辛、温，归脾、肾经，可补肾温脾，含有黄酮类，通过调节神经和血液系统促进骨髓造血，增强免疫和内分泌功能而发挥抗衰老作用；桂枝辛甘、温，可温通经脉，助阳化气，其含有桂皮油，有健胃、缓解胃肠道痉挛作用；紫河车、鹿茸片归肝、肾经，可补肾益精，养血益气，含有雌酮、氨基酸，多种抗体，以及多种有价值的酶，可以增强机体的抵抗力，抗应激等；以柴胡、炒枳壳疏肝行气消痞；柴胡和黄芩乃取小柴胡汤之意，清泄肝胆之郁；桂枝和黄连有黄连汤之意，清上温下；党参、炒白术、茯苓乃取四君子汤之意，健运中州。全方旨意乃疏肝健脾，补肾消痞。

【加减运用】

　　若伴烦躁、不寐，可加郁金、合欢花解郁安神；若伴见头痛、烦躁，可加天麻、钩藤、石决明平肝潜阳镇静；若阴虚肠燥甚者，可加生地黄；气虚明显，加黄芪；腹胀甚，加厚朴；若便溏，加薏苡仁。

【注意事项】

　　规律的饮食、生活习惯，情绪稳定，忌辛辣生冷刺激食物，避免过劳。

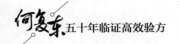

【病案举例】

某女，52岁，政府职员。2015年1月2日初诊。上腹胃脘部间断性顶胀不适5年，加重1周。5年前无明显诱因出现上腹胃脘部胀满，间断发作，遇寒加重，得温则减，伴嗳气，偶有泛酸，口干口苦，夜间入睡困难。胃镜未见明显异常，间断口服中药治疗。每因生气、受凉症状加重。一周前因受凉，上腹胃脘部胀满再次发作。刻诊：上腹胃脘部顶胀，喜温喜按，纳少不馨，伴呃逆，晨起口干苦明显，腰膝酸软，双足潮湿怕凉，夜尿次多量少，白天咳嗽、用力时小便自溢，大便不干不畅，每日两次成形，舌淡，苔薄白略腻，脉沉细。平素喜卧喜静，少动。病程中无体重下降，无贫血、呕血、黑粪，无黄疸，无发热，无吞咽困难，无腹部肿块等。血常规、血沉、大便潜血试验、腹部B超、甲状腺功能、胸片等均未见异常，排除器质性病变。中医诊断：胃痞（脾肾两虚）；西医诊断：更年期功能性消化不良。予以补肾消痞汤加减口服：葛根30g，仙茅6g，仙灵脾、巴戟天各10g，菟丝子30g，补骨脂15g，鹿茸3g，紫河车10g，牛膝、川椒各15g，黄芪30g，桂枝10g，柴胡10g，黄芩15g，炒枳壳30g，黄连10g，党参15g，乌药10g，益智仁、炒鸡内金各30g。5剂，1剂/日，每剂加水500mL，武火烧开5分钟，文火煎30~40分钟，取汁300mL，再次加水500mL，取汁300mL，两次混匀计600mL，3次/日，饭后温服。2015年1月7日二诊。药后胃脘部胀满、呃逆、纳食等症明显改善，提示治疗有效。

按：本患已过"七七之岁，任脉虚，太冲脉衰少，天癸竭"，冲任二脉又与脾胃经脉关系密切。加之素体虚弱，肾虚火不暖土，致脾肾两虚，脾胃虚弱，健运失职，气机不畅，阻于中焦，故胃脘部胀满；中气不足，寒自内生，故喜温喜按；胃阳不足受纳无力，故纳少不馨；胃气上逆，故呃逆；土虚木乘，疏泄失职，故晨起口干苦；脾胃虚弱，肠道运化不及，故大便不干不畅；脾土亏虚，先天失于充养，加重肾精不足，故腰膝酸软；肾气亏虚，气化不及，封藏失职，故尿频、失固；"清阳实四肢"，脾肾阳虚，故双足潮湿怕凉。四诊合参，证属肝郁脾肾两虚，以补肾消痞汤疏肝健脾补肾，补肾填精以暖火补土，合黄芪健中汤温中暖胃，调和阴阳，以柴胡、黄芩、黄连、炒枳壳清泄肝胆之郁；川椒用于胃肠道疾病始见于《金匮要略·腹满寒疝宿食病脉证治》："心胸中大寒痛，呕不能食，腹中寒，上冲皮起，出现有头足，上下痛而不可触近，大建中汤主之。"蜀椒辛、温，归脾、胃、肾经，温中止痛。《本草纲目》"……入右肾补火，治阳衰溲数足弱……"在此加入川椒既可温中健脾，又可温肾止遗；补骨脂既可温肾纳气降呃，又可固精缩尿。何老注重审病求因，切中病机，药到病除。

（杨宇玲　丁国宁　陈英整理）

久泻验方

【组成】

蜜麻黄 15g，附子 9g，细辛 6g，防风 15g，白术 15g，陈皮 10g，乌梅 30g，蝉蜕 15g，地龙 15g，炒僵蚕 10g，党参 15g，山药 30g，白芍 15g，甘草 15g。

【功能】

温阳解表祛风，健脾胜湿止泻。

【主治】

久泄不愈。相当于西医学之肠易激综合征、慢性结肠炎等，但凡属功能性腹泻，皆可加减用之。症见每逢抑郁恼怒，情绪紧张之时，即发生腹痛泄泻，腹中雷鸣，攻窜作痛，腹痛即泻，泻后痛减，矢气频作，胸胁胀闷，嗳气食少，舌淡，脉弦。或因稍进油腻食物、饮食不当，即发生泄泻，伴有不消化食物，大便时泻时溏，迁延反复，舌淡苔白，脉细弱。

【用法】

上药加水 600mL，煎取 200mL；再加水 400mL，煎取 200mL。共取 400mL，混匀，分 2 次早晚温服。日服 1 剂，3 天为 1 个疗程。服药期间忌辛辣刺激饮食。

【方解】

功能性腹泻是一种以腹痛或腹部不适，伴排便习惯改变为特征的功能性肠病。何老治疗该病时在传统辨证论治的基础上结合自己的多年临床实践与体会，有所发挥，应用上方，每获奇效。从中医上来讲，功能性腹泻属于痛泻范畴。脾为阴土，胃为阳土，脾恶湿，宜升宜燥，胃恶燥，宜降宜润。脾胃病治疗当使其阴阳、升降、润燥各守其位而司其性，不使其偏常。升与降，润与燥是相反相成的，相互影响的。临证须查在脾在胃，权衡两者何主何从，正确处方调整，以复其升降润燥之性。胃以通为顺，以降为补，脾以升为顺，以运为补，这是应脾胃的生理特性而采取的调整脾胃功能的治疗手段，用药的规矩，补不可令其壅滞，降不可令其峻利，总以适中为要。同时，调整脾胃功能还需要明白肝、脾、肾的五行生克关系，肝是克制脾土的，且有肝为乙木，胆为甲木之分；土又有脾为阴土，胃为阳土之别。脾土本是制水，但肾司二便，对二便有制约分利之权，肾阳又有暖土、固肠之力。在治疗中时时事事要想到照顾和恢复这些正常生理功能，才能获得良好的临床疗效。

久泻验方乃麻黄附子细辛汤、痛泻要方与四君子汤合方，但以麻黄附子细辛汤为主，麻黄附子细辛汤出自《伤寒论》少阴病篇，主治少阴病兼表证，其功效温经发表，表里双解。何老起初在治疗风咳时用此方（久咳验方），疗效为患者称颂。何老认为凡风之为病，概可通用。临床中何老根据腹泻型肠易激综合征患者其便次频、有急迫感，或每食后即泻的特点，有风邪善行数变之象，治疗时改用麻黄附子细辛汤为君合乌梅、蝉蜕、僵蚕、全蝎、蜈蚣、防风温阳祛风，风能胜湿，取喻嘉言"逆流挽舟"之意。"痛责之肝"，抑木即泻肝，臣以白芍以柔肝缓横逆之急，更佐以甘草，以芍药甘草汤之势缓急止痛。"泻责之脾""脾责之虚"，脾虚则运化水湿之职失司，党参、山药、白术、陈皮均为佐药，补脾复运以止泻。诸药合用，共奏温阳解表祛风，健脾胜湿止泻之效。

观此方与久咳验方，均以麻黄附子细辛汤为基础加减而成，但治疗疾患迥然不同，可以窥见何老临床用药善于异病同治，出奇制胜，跟师中，何老还用麻黄附子细辛汤加减治疗荨麻疹、湿疹等具有"风"邪特点的疾病，随症加减，往往可获奇效。现代中药药理研究证实，麻黄含有生物碱，可以抗过敏、抗菌、抗病毒、抗肾衰，能稳定肥大细胞膜，拮抗炎性介质。附片含有去甲乌头碱等 40 多种生物碱，可以增加吞噬细胞的吞噬功能，提高机体非特异性免疫功能，参与机体特异性免疫机制，促进下丘脑-垂体-肾上腺-胸腺轴的功能。细辛含有挥发油、消旋去甲乌头碱等，抑制炎症介质释放，抗过敏、抗变态反应，对细胞免疫、体液免疫都有明显的抑制作用，增加肾上腺皮质功能。三种药物配合作用不仅可以抗炎、镇咳、解痉，还可以促进下丘脑－垂体－肾上腺的功能，作用类似肾上腺皮质激素，但无激素副作用。

【加减应用】

对痛泻日久，下元失守，可加入附片、干姜、诃子；若便后仍觉便意不尽，伴肠鸣、坠胀，可加葛根、升麻、柴胡；若久泻不止，可加酸收之品，如乌梅、五倍子、石榴皮等。

【注意事项】

感染性腹泻及伤食泄泻不宜应用。

【病案举例】

患者男，42岁，2012年4月就诊。近3年来，但凡进食洋芋、猪肉、辛辣之物、牛奶后旋即发生腹痛泄泻，腹中雷鸣，攻窜作痛，腹痛即泻，泻出稀水样便，内含食物残渣，泻后痛减，曾多方求治，胃肠镜检查未见异常，诊断为肠易激综合征。诊其舌淡，脉弦。何老投以久泻药方加减治之：蜜麻黄15g，附子9g，细辛6g，防风15g，白术15g，陈皮10g，乌梅30g，蝉蜕15g，地龙15g，炒僵蚕10g，党参15g，山药30g，白芍15g，甘草15g，葛根15g。3剂后大效，7剂后虽进食往昔不耐受之品，亦未致泻。遂予以参苓白术散口服3月收功。

（严兴海　何苗整理）

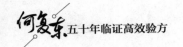

奇效四物汤

【组成】

当归 10g，川芎 10g，白芍 10g，生地黄 15g，阿胶（烊化）15g，黄芩 15g，艾叶炭 10g。

【功能】

养血活血止血。

【主治】

主治崩漏。症见经血非时而下，量或多或少，淋漓不断，血色深红或色淡质稀，舌淡红苔薄脉细。

【用法】

上药加水 600mL，煎取 300mL；再加水 400mL，煎取 200mL。共取 500mL，混匀，分 2 次早晚温服，日服 1 剂。

【方解】

妇女不在行经期间阴道突然大量出血，或淋漓下血不断者称之为"崩漏"。

一般突然出血，来势急，血量多的叫崩；淋漓下血来势缓，血量少叫漏。崩与漏的出血情况虽有不同，但其发病机理是一致的，而且在疾病的发展过程中常相互转化。正如《济生方》所说："崩漏之病，本乎一证，轻者为之漏下，甚者谓之崩中。"崩漏为妇科常见病、多发病，以青春期、更年期或大小产后多见，属妇科疑难病。从西医学角度看，崩漏是多种疾病表现的共同症状。如功能失调性子宫出血、生殖器官炎症、子宫肌瘤、妇科的癌症、血小板减少、再生障碍性贫血等均可引起阴道不规则性出血，都属于中医"崩漏"范畴。其主要病机是冲任损伤，不能摄血。其病因复杂，常见的原因有虚、热、瘀、气郁、外伤等。其治疗原则"急则治其标，缓则治其本"，灵活运用塞流、澄源、复旧三法。塞流即止血，崩漏以失血为主，不论何种原因所致崩漏，止血是当务之急。故何老以四物汤为基础加黄芩、阿胶、艾叶炭组成治疗崩漏的"奇效四物汤"。

四物汤是补血调经的主方，是从《金匮要略》中的芎归胶艾汤减去阿胶、艾叶、甘草而成，活血养血，血止而不凝。现代常用于治疗妇女月经失调、胎产疾患、荨麻疹、过敏性紫癜等属营血瘀滞。奇效四物汤的特点是四物汤量不大，载体而已，将阿胶载往病所养血止血，将黄芩载往病所清热凉血，血得温即行，得凉即止；将艾叶炭载往病所，艾已成焦成碳，其温性已去，血见黑即止。所以奇效四物汤是后加入之药发生了奇效，故称奇效四物汤。

【加减运用】

若暴崩量大，可合用犀角地黄汤，加黄柏、知母、栀子、川军碳以加强凉血止血之功；若久漏已伤气血，可配伍归脾汤；久漏必有瘀，方中加入三七、蒲黄以止血活血，符合西医刮宫之观点。而加减中贯众 60g 必不可少，生炒皆可用之，用必效。

【注意事项】

血止之后积极治疗原发病；调理脾胃、补益肾气，重建月经周期，是崩漏得到彻底治疗。

【病案举例】

患者刘某，女，28 岁，已婚，于 2013 年 12 月 17 日初诊。足月剖腹产一女已一年，近一个月阴道不规则下血，量不多但淋漓不尽，色淡红，无血块，腰困，乏力，怕冷，头晕，夜寐梦多，舌淡苔薄脉沉细无力。证属产后气虚，血随气脱。予以益气养血止血。何师处方以黄芪 30g，当归 10g，川芎 6g，白芍 10g，生地黄 15g，阿胶 15g，黄芩 15g，艾叶炭 10g，煅牡蛎 45g，盐杜仲 30g，贯众碳 30g。予 3 剂水煎服。2013 年 12 月 20 日二诊：药后血止，余症均减，查舌淡红苔薄脉细弱。上方生地黄改熟地黄 15g 续服，5 剂而愈。

（杨宇玲　何苗整理）

加味葛根汤

【组成】

葛根 30~50g，桂枝 15g~30g，白芍 30g，甘草 30g，当

归 15g，川芎 15g，威灵仙 30g，羌活 30g，黄芪 30g，防风 15g，全蝎 6g，蜈蚣 3 条，乌蛇 30g，天麻 20g，天南星 15g，白芥子 15g，鹿角片 5g，桑枝 30g。

【功能】

温经通脉，散寒祛风，益气活血。

【主治】

主治颈肩综合征。症见颈项肩臂部僵硬疼痛，多为间歇性痛，咳嗽、打喷嚏，甚至深呼吸均可诱发难忍的放射痛，上肢外展、上举和颈项健侧转动时疼痛加重，上肢内收屈肘时疼痛减轻，患者喜欢拧肩曲肘，头转向患侧。伴见头痛，上肢无力，握力下降，或有持物落地现象。舌暗淡苔白腻，脉弦。

【用法】

上药加水 600mL，煎取 200mL；再加水 400mL，煎取 200mL。共取 400mL，混匀，分 2 次早晚温服，日服 1 剂，3 天为 1 个疗程。服药期间忌寒凉、黏腻饮食。

【方解】

颈肩综合征的形成，多因年老体虚，气血不足，加之汗出当风，睡卧露肩，感受风寒湿邪，经脉拘急而成；或慢性劳损或外来暴力所致的急性损伤（气血瘀滞），未作彻底治疗迁延所致。然无论何因，其气血不足为发病之本，外伤及感邪仅为其诱因，而寒凝经脉，气滞血瘀为其标。

何老认为，治疗此病必须标本兼治，不补其气血则寒湿之邪无力外驱，不通其经脉则气血无以荣达，不去其寒湿则痹痛不可舒缓，必须温经通脉，散寒祛风，益气活血方得标本兼顾。

葛根，《本草纲目》云："本草十剂云，轻可去实，麻黄、葛根之属。葛根乃阳明经药，兼入脾经，脾主肌肉。"《本草汇言》："葛根，清风寒，净表邪，解肌热，止烦渴。……而葛根之发散，亦入太阳，亦散风寒，又不同矣，非若麻、桂、苏、防，辛香温燥，发散而又有损中气之误也；非若藁本、羌活，发散而又有耗营血之虞也。"现代药理研究证实，葛根具有解痉作用。以其能升发清阳，舒筋解肌，且能引药直达病所，故重用葛根为君药。黄芪、桂枝、白芍配以当归、川芎取黄芪桂枝五物汤之意，益气温经、活血通络，均为臣药；寒湿既久，阻滞经脉，胶固如痰，非峻烈温化之品不可解其邪，故以鹿角片、天南星、白芥子三味温化寒痰，亦为臣药；佐以天麻、威灵仙、羌活、防风、桑枝助葛根祛风除湿，通络止痛；全蝎、蜈蚣、乌蛇搜风通络，活血舒筋。甘草甘缓止痛，调和诸药。

【加减应用】

瘀血征明显者，加血竭、皂刺、乳香、没药活血化瘀。肝肾不足者，加首乌、熟地、黄精、菟丝子补肝肾，强筋骨。

【注意事项】

阴虚火旺者，不宜应用。

【病案举例】

患者刘某，女性，40 岁。颈右侧项肩臂部间歇性僵硬疼痛 3 年，加重 1 周。发作时咳嗽、打喷嚏均可诱发难忍的放射痛，右侧上肢外活动受限，头痛。查体压痛点位于右侧风池穴、肩胛骨内上角等处，臂丛神经牵拉试验、挤压头试验均阳性。曾进行 X 线检查，提示颈椎生理曲度改变，失稳，椎间孔变小。发病后患者曾进行多种治疗（牵引、拔罐等），效不佳。何老诊察舌暗淡苔白腻，脉弦，予以加味葛根汤原方加乳香、没药各 6g，3 剂后右侧项肩臂部间歇性僵硬疼痛显著缓解，后加减服用 10 余剂巩固疗效后停药。嘱其平素注意工作姿势、注意锻炼。

（李涛　严兴海整理）

丹栀桑菊饮

【组成】

牡丹皮 30g~120g，栀子 15g，桑叶 15g，菊花 15g，白蒺藜 30g，天麻 20g，钩藤（后下）30g，石决明 30g，蝉蜕 15g，炒僵蚕 15g，全蝎 15~30g，地龙 15g，蜈蚣 3 条，甘草 15g。

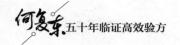

【功能】

清肝火，止头痛。

【主治】

主治顽固性偏头痛。症见：阵发性发作的偏侧搏动性头痛，可跳痛、胀痛，伴烦躁、易怒、失眠、注意力不集中，妇女可见月经不调，月经来时症状加重，乳房胀痛，经久不愈，反复发作。舌红苔薄白或薄黄，脉弦劲有力。

【用法】

上药加水 600mL，煎取 300mL；再加水 400mL，煎取 200mL。共取 500mL，混匀，分 2 次早晚温服，日服 1 剂，5 天为 1 个疗程。

【方解】

偏头痛是一种常见病、多发病，多起于青春期，属中医内伤头痛。头为清阳之腑，三阳经脉均循行于头面，厥阴肝经与督脉会于颠顶，肝体阴用阳，内藏相火，若见于青春期或女性月经期，则情志不舒，肝气不畅，气机阻滞，或气郁日久化火，循经上扰清窍，或素体肝肾阴亏，阴不制阳，以致肝阳升动太过上扰清窍，可见头痛反复发作，伴烦躁、易怒、失眠等症状。何老采用清肝火、止头痛之法，自拟"丹栀桑菊头痛方"治疗肝阳头痛。

丹皮解肌热；栀子清内热；桑叶、菊花平抑肝阳，清泄肝热；白蒺藜苦泄辛散，平肝疏肝；天麻、钩藤、石决明乃取天麻钩藤饮之意，平熄肝风，平肝潜阳。从药性分析，天麻味甘质润，药性平和，既能息肝风，又能平肝阳，还有较好的止痛之功，其治疗头痛，不论虚证、实证皆可随证配用，故为治头痛之要药，尤以肝阳上亢之头痛用之最多。《本草汇言》言其"主头风、头痛、头晕虚旋，癫痫强痉，四肢挛急，语言不顺，一切中风、风痰"。现代药理研究证实，含有天麻苷、天麻多糖、多种氨基酸、多种微量元素等。而五虫的应用是何老临床经验的特色，受朱良春中医大家的启发，何老云，久病入络，故以五虫搜风通络止痛。全蝎具有良好的镇痛作用，和蜈蚣相须为用，治疗顽固性偏头痛，有协同增效作用。

【加减运用】

若以两颞侧头痛明显，加用川芎、柴胡；若前额头痛可加白芷、蔓荆子；颠顶头痛加吴茱萸、藁本；痛连项背可加用葛根；若肝肾虚损症状明显者，可加杜仲、槲寄生、熟地等。

【注意事项】

调节情绪，保暖，注意休息。

【病案举例】

患者女，张某，47 岁。2015 年 2 月 25 日初诊。患头痛 6 年，经常发作，发则头痛难忍，每于春季发作较多。多由生气、劳累等诱发，头痛常偏向左侧，呈胀痛，连及目睛胀痛。曾就诊于西医，查颅脑 CT 等未见明显异常，诊断为血管神经性头痛。近一周因生气而致左侧头部胀痛，连及目睛胀痛，耳鸣时作，胸闷，腰膝酸软，二便调畅，夜寐入睡困难，舌质淡红苔薄，脉弦紧。脉证合参，证属肝阳偏亢，肝经风火上扰所致。处方予以"丹栀桑菊饮"加减治之：牡丹皮 60g，栀子 15g，桑叶 15g，菊花 15g，白蒺藜 30g，天麻 20g，钩藤 30g，石决明 30g，蝉蜕 15g，炒僵蚕 15g，全蝎 10g，地龙 15g，蜈蚣 3 条，甘草 15g，柴胡 15g，黄芩 10g，郁金 15g，合欢花 15g，盐杜仲 30g，川牛膝 10g。予 5 剂水煎服，服两剂后头痛明显改善，入睡也明显改善。后上方加减继服 7 剂，诸证缓解。

（杨宇玲　李军整理）

三消蠲糖饮

【组成】

巴戟天 20g，仙茅 15g，淫羊藿 30g，黄柏 15g，知母 30g，葛根 30g，黄芩 30g，黄连 30g，地骨皮 30g，石膏 60g，苍术 30g，薏苡仁 60g，蚕沙 30g，土茯苓 30g，马齿苋 30g，鸡内金 30g，山楂 30g，芦根 30g，翻白草 30g。

【功用】

益肾清热，调和三焦。

【主治】

主治消渴病日久。相当于西医学的糖尿病。症见：口干，口苦，多饮，多尿，善食易饥，腰困乏力等症。舌质红，苔少欠津，脉浮虚浅溢。

【用法】

上药加水 600mL，煎取 200mL；再加水 400mL，煎取 200mL。共取 400mL，混匀，分两次早晚温服，日服 1 剂，7 日为 1 个疗程。服药期间忌食辛辣刺激之品。

【方解】

消渴之病，以口渴、多饮、多尿，久则形体消瘦为主要特征。消渴之名首见《黄帝内经》，仲景将其分上、中、下三消，并分别辨证立方。何老秉承仲景之学，结合三因制宜，总结符合本地域消渴病患者的三消蠲糖饮。何老认为，消渴之病在上表现以阳虚气浮，营卫气血不足，卫虚气浮不敛，营虚燥热内生，心移热于肺，故见口干、多饮；热盛于内，气蒸于外，可见多汗、消谷善饥；热盛中焦，化火化毒，水分偏渗旁观，肠失濡润，而见口苦、多尿、大便干结；腰为肾之府，久病及肾，肾水大耗，腰府空虚可见腰困乏力；肾水之虚以致虚火内生，火因水竭益烈，水因火烈而益干，可见口渴多饮，饮一溲一，舌红欠津。故何老认为，治疗消渴之病兼顾肺、胃、肾三脏，无论上、中、下之消渴，皆以泄热、建中、补肾为主。

三消躔糖饮方中巴戟天、仙茅、淫羊藿、知母、黄柏为君以温肾阳、补肾精、泻肾火、滋肾阴，以调先天，取"二仙汤"之意；巴戟天、淫羊藿、仙茅皆入肾经，培补先天真阳；知母入肺、胃、肾三经，清热泻火、滋阴润燥，黄柏入肾、膀胱经，以泻火除蒸，两药相合而泻相火。方中君药使先天得充，虚火自除，暗合金匮肾气丸治消渴之意；葛根、黄芩、黄连、马齿苋、地骨皮、石膏共为臣药，仿"黄连解毒汤"之意，以清热解毒、生津益胃，清中焦燥热而生肺胃之阴液；方中黄柏、知母、石膏亦取"白虎汤"之意，以清气分之热，生肺胃之津；方中佐以苍术、薏苡仁、蚕沙、土茯苓、鸡内金、山楂以建中和胃，调补后天之本，以防方中君臣药物寒凉温燥损伤脾胃；方中芦根为使药，以引热下行，以达清热生津，除烦利尿之功效；翻白草甘平，清热解毒凉血，有降糖之效。纵观全方何老宗仲景之法而不泥其方，兼顾上、中、下三焦，补肾、清热并举，培补先后天之本。用之临床，其效可验。

【加减应用】

若口干、多饮、咽干者，可加北沙参、麦门冬、石斛、滑石粉等以益胃生津，润燥止渴；便秘甚者，酌加玄参、酒大黄等；消谷善饥渗，可重用生地黄，并加玉竹、黄精；汗多、乏力者，加五味子、黄芪；心胸烦闷者，酌加连翘、栀子；呕哕反酸者，加竹茹、紫苏；小便频数量多不尽者，加桑螵蛸、覆盆子、益智仁等。

【注意事项】

伴有目眶凹陷，唇干齿枯，神昏谵语，目呆口张，气少息促，四肢逆冷，舌青，脉微者，不宜使用。

【验案举例】

患者男，45 岁，汉族。2015 年 10 月就诊。2013 开始出现口干、口苦、多饮、饮不解渴，多尿，善食易饥，腰困乏力，口黏，口中发甜味等症，曾在外院明确诊断"2型糖尿病"，并长期口服"盐酸二甲双胍片、瑞格列奈片"治疗，血糖控制不理想。因劳累后诸证加重而就诊。舌质红，苔少欠津，脉浮虚浅溢。查空腹血糖 12.8mmol/L，餐后两小时血糖 16.9mmol/L。心、肺、腹查体阴性。何老察色按脉后认为：该患者为壮年男性，久患消渴之疾，加之劳累，暗耗营卫气血，中医辨证为肺肾阴虚、三焦失和。予以三消蠲糖饮治疗：巴戟天 20g，仙茅 15g，淫羊藿 30g，肉苁蓉 30g，黄柏 15g，知母 30g，葛根 30g，黄芩 30g，黄连 30g，地骨皮 30g，石膏 60g，苍术 30g，薏苡仁 60g，蚕沙 30g，土茯苓 30g，马齿苋 30g，鸡内金 30g，山楂 30g，芦根 30g。3 剂。患者服完 3 剂后诸症悉减，自诉有咽干、夜尿频多，原方巴戟天、仙茅、淫羊藿均减量至 10g，加桑螵蛸 15g、益智仁 10g、五味子 20g，更服 5 剂后诸证消失，血糖监测空腹在 5.0~6.0mmol/L 之间，餐后 2 小时血糖在 7.5~8.0mmol/L 之间。

（刘美 杜樱洁整理）

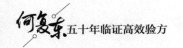

调营清热止汗方

【组成】

黄连 15g，黄芩 15g，黄柏 15g，栀子 15g，知母 15g，生地黄 30g，天麻 15g，钩藤 15g，石决明 30g，玄参 30g，石膏 60g，水牛角 30g，甘草 10g。

【功用】

调营清热，生津止汗。

【主治】

主治汗证。症见：面赤心烦，燥热汗出，动则尤甚，口渴欲饮，或潮热汗出，夜寐不宁，便秘尿赤，舌质红苔黄或少苔，脉数。

【用法】

上药加水 600mL，煎取 200mL；再加水 400mL，煎取 200mL。共取 400mL，混匀，分两次早晚温服，日服 1 剂，7 日为 1 个疗程。服药期间忌食辛辣刺激之品。

【方解】

调营清热止汗方为何老治疗汗证的常用经验方。《素问·阴阳别论》中言："阳加于阴为之汗。"《素问·宣明五气》曰："五脏化液，心为汗。"何老认为实证汗证于营卫失和，邪热郁蒸，热迫津泄为主，目前人多食肥腻之品，加之情志郁怒所伤，积久化热化火，火有余便为毒，热毒内蕴，营卫失和，逼津外泄而成汗证。治以清热调营，生津止汗为主。

调营清热止汗方中以黄连为君药以清泻心火，合以黄芩、栀子、知母、黄柏泻火以除烦解毒，清热以坚阴，使得热清则火不内扰，防汗之疏泄太过，阴坚则汗不外泄。天麻、钩藤、石决明以镇肝息风、解郁清热，玄参、石膏、水牛角以清热生津，泻火解毒，方中重用玄参、石膏，苦咸而凉，滋阴润燥，壮水制火，启肾水以滋肠燥，为君药。生地甘苦而寒，清热养阴，壮水生津；甘草调和诸药。

【加减应用】

若为气虚者，可酌加黄芪、太子参；汗出过多者，加牡蛎、浮小麦、糯稻根；发热明显者，可加金银花、连翘可和升降散；夜寐差者，加合欢花、炒枣仁；心烦易怒者，加夏枯草、连翘；胆胃郁热者，加大柴胡汤；汗重者，可重用石膏，何老曾用至 500g。

【注意事项】

若为汗出恶风，稍劳尤甚，或半身、某一局部汗出，易于感冒，畏寒肢冷，倦卧乏力，面色少华，舌体胖大，苔白腻或水滑，脉沉细或滑者不宜使用。

【验案举例】

患者女，49 岁，回族。2016 年 3 月就诊。患者就诊时见面赤心烦，燥热汗出，动则尤甚，口渴欲饮，夜寐不宁，便秘尿赤，舌质红，苔黄少苔，脉数。何老分析，患者为年已七七，天癸欲竭，肝肾亏虚，加之患者秉性燥烈，易于成郁化火，营卫失和，邪热郁蒸，热迫津泄，综合四诊特点投以调营清热止汗方 3 剂，以调营清热，生津止汗。服后自觉燥热易怒、汗出口渴症状有所缓解，但仍有动则汗出、大便秘结，前方重用石膏至 90g，加大黄 6g，更服 5 剂后诸症悉除。

（刘美　李涛整理）

通阳定悸汤

【组成】

红参 15g，黄芪 30g，麻黄 15g，桂枝 30g，细辛 3g，附子 10g，巴戟天 15g，淫羊藿 15g，仙茅 15g，炙甘草 30g。

【功用】

通阳益气，定悸复脉。

【主治】

主治心中悸动不安，不能自主，伴胸闷、头晕、眩晕、耳鸣者。见于西医学所指的病窦综合征、预激综合征等心律失常。症见：心悸不安，时做时止，形寒肢冷，甚者头晕黑蒙，舌淡苔白，脉沉而结代。

【用法】

上药加水 600mL，煎取 200mL；再加水 400mL，煎取
200mL。共取 400mL，混匀，分两次早晚温服，日服 1 剂，
7 日为 1 个疗程。服药期间忌食辛辣刺激之品。

【方解】

通阳定悸汤为何老治疗病态窦房结综合征的经验方。
《素问·平人气象论》中说："脉绝不至曰死，乍疏乍数者
死。"其论述类似西医学所指病态窦房结综合征。心悸又名
"心动悸""心下悸""心中悸"等，《说文解字》曰：
"悸，心动也。"心悸即为心中动悸、惊惕不安，不能自主。
何老深谙《黄帝内经》《伤寒论》之要义，认为心悸为胸
中宗气衰弱，肺肾气虚致，不能助心行血，心主血而行血
脉，肺主气而司呼吸，肺失宣肃，内舍于心而致血运市场，
肺气亏虚，不能助心以治节而致心脉运行不畅，肾阳为一
身阳，肾阳不足，心阳失于温煦，而致寒凝血脉。心悸、
头晕、黑蒙、耳鸣均为心脉不畅、心失所养、脑窍失荣所
致，形寒肢冷、舌淡苔白、脉沉均为肾阳不足之表现。

通阳定悸汤方中以红参、黄芪为君，以益气养血、充
养心脉。《神农本草经》云：人参"主补五脏，安精神，
定魂魄，止惊悸，除邪气，明目，开心益智"。黄芪甘、
温，以补益肺气兼补气养血；麻黄、桂枝、细辛以宣散肺
气，鼓动心脉，附子、巴戟天、淫羊藿、仙茅共为臣药以
温肾阳，补肾精，调补先天之本，使得肾阳得温，寒凝得

散，心乃君火，必赖肾中真阳以充养，心脉得复；炙甘草为佐药，以调和诸药，并缓附子之毒；桂枝辛、甘、温，归心、肺、膀胱经，以温通经脉，助阳化气，平冲降气，方中为使药，桂枝、甘草相伍，桂枝入心，辛温助阳，甘草甘温益气，再助心中阳气复生。二药合用，辛甘化阳，阳复而阴济，使心悸得以安宁。纵观全方宣补有度、配伍得当，临床验之有效。

【加减应用】

若面色无华、倦怠乏力者可加阿胶、何首乌、龙眼肉以滋养心血；烦躁、郁闷者加柴胡、郁金、合欢花、绿萼梅以疏肝解郁；胸闷、心痛血瘀者加丹参、川芎、红花、郁金以活血化瘀等；失眠、烦躁者可加酸枣仁、百合、生地黄、知母以清热除烦、养心安神。

【注意事项】

燥热、胸闷、胸痛、面赤、舌红少苔等阴虚火旺者不宜使用。

【验案举例】

患者女，68岁，维吾尔族。2015年3月就诊。既往有冠心病病史，长期口服、抗凝、扩管、营养心肌药物治疗，就诊时出现心中悸动不安，时做时止，不能自主，伴胸闷、头晕、眩晕、耳鸣、形寒肢冷，甚者头晕黑蒙，舌淡苔白，脉沉而结代。门诊查动态心电图，提示窦性心动过缓和房性心动过速交替发作，最慢心率 50 次/分，最快心率 115 次/分。建议患者住院治疗，患者拒绝，门诊给予抗心律失常药物干预治疗后症状改善不明显。何老综合四诊辨证认为，该患者为老年患者，罹患胸痹，中医辨证为肺肾气虚、心阳不振。予以通阳定悸汤化裁：红参 15g，黄芪 30g，麻黄 15g，桂枝 30g，细辛 3g，附子 10g，巴戟天 15g，淫羊藿 15g，仙茅 15g，炙甘草 30g。服用 3 剂后患者诸症悉减，复查心电图提示，最慢心率 55 次/分，最快心率 98 次/分，继服该方 7 剂后，症状明显缓解。

（刘美　李军整理）

消瘿散结汤

【组成】

玄参 30g，浙贝母 15g，生牡蛎 30g，夏枯草 30g，黄精 15g，猫爪草 30g，山慈菇 20g，僵蚕 15g，海藻 15g，莪术 9g，赤芍 15g，穿心莲 30g，甘草 15g。

【功用】

化痰解郁、活血散结。

【主治】

主治瘿瘤。见颈前肿大，按之如豆，憋闷不舒，倦怠乏力，咽部不适，或颈部疼痛，怕热多汗等症，舌质暗红

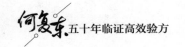

或紫暗，苔薄黄或白腻，脉弦或涩。

【用法】

上药加水 600mL，煎取 200mL；再加水 400mL，煎取 200mL。共取 400mL，混匀，分两次早晚温服。日服 1 剂，7 日为 1 个疗程。服药期间忌食辛辣刺激之品。

【方解】

消瘿散结汤为何老治疗瘿病（肉瘿、瘿痈、瘿瘤）的临床经验方。现代中医认为，其病位在颈（甲状腺），主要因情志失调、水土失宜、体质等因素引起气郁、痰凝、血瘀，即气、痰、瘀交阻于颈前而成；与肝、脾、肾诸脏有关，与肝脏的关系尤为密切。从"瘿病"的病因病机可以看出，痰凝、气滞、血瘀正是该病辨证论治的关键点所在。何老指出，气郁、痰凝、血瘀普遍存在疾病全过程，在其发病发展过程中都有消瘿散结汤的适用阶段。何老还强调，该病的女性发病平均年龄多在围绝经期前后，女性患者除须重视从肝论治外，不能忽视肾。故在治疗上，应兼顾阴阳平衡、肝肾同源，治疗运方时有补有泻，分清主次，有所取舍，补而不腻，泻而不伤，将"补其母"或"泻其子"灵活运用，以达到泻实补虚之目的

消瘿散结汤方中玄参、牡蛎、贝母为君药，以清热滋阴，化痰散结。夏枯草、海藻、贝母、山慈菇、猫抓草、僵蚕共为臣药以清痰火，散郁结；佐以莪术、赤白芍、穿心莲以活血、祛瘀，甘草以调和主要。方中夏枯草入肝胆

经，能清肝火、散郁结，为治疗瘰疬结核属于痰火者一味常用药物；方中海藻以软坚散结，消痰，利水。用于瘿瘤、瘰疬、睾丸肿痛、痰饮水肿。纵观全方，在寒温并用、补泻兼施的同时，无攻邪伤正之弊而有温润补虚之能。增强了活血软坚、消瘿散结的作用，诸药配合，共奏理气、活血、化痰、散结之功效。

【加减应用】

结合"痰随气行，气顺则痰消""治痰需顺气"理论，配以多种行气、疏肝、解郁之药，更加薏米仁健脾护胃，鹿角胶兼顾肾精，养血益精，温补肝肾，或可未病先防；夜寐不安者，可加炒枣仁、柏子仁、生龙骨；自汗出者，加煅龙骨、黄芪、浮小麦；抑郁不乐者，加合欢花、玫瑰花；颈部肿而硬者，可加黄药子、露蜂房、穿山甲。

【注意事项】

若有心慌手抖、汗出腹泻、目胀如脱，舌红少苔，脉洪数者不宜使用。

【验案举例】

患者女，45 岁，汉族。2015 年 8 月就诊。既往患甲状腺结节病史，就诊时诉颈前肿大，按之如豆，憋闷不舒，倦怠乏力，咽部不适，怕热多汗，情绪波动使上述症状加重，舌质淡苔薄白，脉弦滑。查体双眼正常，视力正常，颈前局部肿大（甲状腺 II°），按之可及散在结节，质地韧，活动度可，未及明显触压痛，心、肺、腹查体未见明显异常，双下肢不肿。何老辨证，该患者中年女性，年近七七，痰瘀阻滞，治疗以理气化痰、解郁散结为主，予以消瘿散结汤治疗：玄参 30g，浙贝母 15g，生牡蛎 30g，夏枯草 30g，黄精 15g，猫爪草 30g，山慈菇 20g，僵蚕 15g，海藻 15g，莪术 9g，赤芍 15g，穿心莲 30g，合欢花 15g，百合 15g，甘草 15g。上方服 7 剂后自觉颈部憋闷不适、咽部不适、倦怠乏力、纳呆食少诸症减轻，查颈前局部肿胀质地变软，上方更服 7 剂后诸证悉除，复查甲状腺 B 超提示，甲状腺结节部分吸收，甲状腺 I°肿。之后调以膏方长期口服，病情稳定。

（刘美 杜樱洁整理）

泻浊益肾汤

【组成】

黄芪 60g，土茯苓 40g，蚕沙 30g，薏苡仁 60g，黑豆 30g，巴戟天 20g，杜仲 15g，丹参 30g，三棱 15g，莪术 15g，山楂 20g，神曲 15g，鸡内金 30g，佩兰 15g，大黄 15g，玉米须 30g。

【功用】

健脾泻浊、益肾活血。

【主治】

主治关格。关格相当于西医学的肾功能不全等症。症见：小便短少，色清，面色晦滞，纳呆食少，恶心干呕，倦怠乏力，腹胀便秘。舌质淡，苔白厚腻，脉沉迟。

【用法】

上药加水 600mL，煎取 200mL；再加水 400mL，煎取 200mL。共取 400mL，混匀，分两次早晚温服。日服 1 剂，7 日为 1 个疗程。服药期间忌食辛辣刺激之品。

【方解】

泻浊益肾汤为何老治疗关格的临床经验方。何老认为，关格之病多由于诸多慢性疾病反复，迁延日久所致。基本病机为脾肾亏虚，气化不利，水聚成湿，湿停日久化浊化毒，最终导致湿浊毒内蕴三焦。本病为本虚标实，脾肾先后天之本亏虚为本，浊毒水邪内犯为标。湿聚中焦，阻碍脾胃气机，化谷无力，气血生化乏源故见纳呆食少，倦怠乏力；水邪横逆胃气，而致浊阴不降，肾阳亏虚，水寒上犯，凌心射肺，可见恶心干呕、胸闷心悸；浊毒内蕴、腑气不同，而见腹胀便秘。何老认为，治疗此类疾病遵循《证治准绳·关格》提出的"治主当缓，治客当急"的原则。主是指本：脾肾阴阳衰惫，治本应长期调理，缓缓补之，分别采取健脾补肾、滋补肝肾，重在健脾而不在补肾；客是指标：湿浊邪毒，应尽快祛除。可采用芳香化浊，辛开苦泄，淡渗利湿，通腑泻浊之法，主要是化浊和泻浊。久病内郁成瘀，故而佐以活血化瘀。

泻浊益肾汤方中以黄芪、土茯苓、蚕沙、薏苡仁为君以健脾和胃、渗湿利水；培补后天之本，以黑豆、巴戟天、杜仲共为臣药，以补肾温阳、化气行水；方中佐以丹参、三棱、莪术以养血和血，破血化瘀，行气消积，以瘀去水行，通关降逆；佐以山楂、神曲、鸡内金、佩兰以助君药发挥消食和中、醒脾开胃之功；方中大黄、玉米须共为使药，引药下行降逆泻浊、通腑利尿，其中大黄有泻浊毒，破积滞，行瘀血的功效。全方共奏健脾泻浊、益肾活血之功。纵观全方补泻有度、以通为补、配伍精当，验之临床，其效甚佳。

【加减应用】

若下肢浮肿明显者，加车前子、牛膝利水消肿；纳呆腹胀尿少明显者，可酌加莱菔子、槟榔、蟋蟀、厚朴等以行气利水；若尿中泡沫多者，可加蝉蜕、苏叶、萆薢、白花蛇舌草等以泌别清浊；若腹胀便秘明显者，合以调味承气汤，以行气通腑；腰膝酸痛者，可加狗脊、鸡血藤、补骨脂、骨碎补等以强筋壮骨通络；皮肤瘙痒者，可加地骨皮、白蒺藜、蛇床子祛风燥湿止痒；胸闷气短者，加降香、桔梗、三七粉以宽胸开结、行气止痛。

【注意事项】

若有无尿、腹胀如鼓、神志昏聩、舌体瘦小苔少或黑浊、脉微细欲绝者不宜使用。

【验案举例】

患者男，39 岁，汉族。2016 年 2 月就诊。既往慢性肾功能衰竭、高血压病、糖尿病、脑出血病史，曾多次在肾病科、心内科、神经内科等科室住院治疗，长期口服保肾、减少尿蛋白排泄、降压、调脂、稳斑、降糖等药物治疗，就诊时诉小便短少，色清，面色晦滞，纳呆食少，倦怠乏力，恶心干呕，胸闷心悸，腹胀便秘。舌质淡，苔白厚腻，脉沉迟。在门诊查血清肌酐值 325μmol/L，尿素氮 14.5mmol/L，尿酸 612mmol/L。查体面色黧黑，晦暗无华，血压 155/100mmHg，双肺呼吸音粗，心界向左下扩大，第二心音亢进，腹不略膨隆，双下肢轻度浮肿。何老综合四诊特点辨证为关格之病，并拟方如下：黄芪 60g，土茯苓 40g，蚕沙 30g，薏苡仁 60g，黑豆 30g，巴戟天 20g，杜仲 15g，丹参 30g，三棱 15g，莪术 15g，山楂 20g，神曲 15g，鸡内金 30g，佩兰 15g，大黄 15g，玉米须 30g。服用 3 剂后患者自诉食欲明显改善，乏力、恶心、腹胀、便秘诸症悉减，大便 1 日 2 次，复查肾功能肌酐 264μmol/L，尿素氮 11.5mmol/L，尿酸 540mmol/L，查舌质淡略水滑，苔白微腻，前方加桂枝 30g、白芍 20g、白花蛇舌草 15g，大黄改为 20g，更服 7 剂后诸症好转，复查肾功能 124μmol/L，尿素氮 10.5mmol/L，尿酸 471mmol/L，之后调以散剂长期调服，病情稳定。

（刘美　杜樱洁整理）

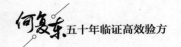

柴胡舒胆汤

【组成】

柴胡 15g，黄芩 15g，半夏 15g，生姜 15g，党参 15g，王不留行 30g，虎杖 30g，木香 15g，砂仁 5g，醋元胡 15g，金钱草 30g。

【功能】

疏肝利胆，行气止痛。

【主治】

主治慢性胆囊炎，证属肝郁气滞者，症见口苦、口干、咽干、头晕目眩、纳呆不欲食、胁部胀痛、进食油腻者更剧，并可见急躁易怒、失眠多梦、腹胀便秘等症，舌质红苔黄腻，脉弦。

【用法】

上药加水 500mL，煎取 200mL；再加水 400mL，煎取 200mL。共取 400mL，混匀，分 2 次早晚温服。日服 1 剂，7 天为 1 个疗程。

【方解】

本方为何老根据自己的临证经验由小柴胡汤加减化裁而成。何老认为，胆囊炎多为肝胆经气不利，阻闭经脉所致。治疗以和解少阳、疏肝利胆、行气散瘀为主。少阳经病证表现为三焦经以及胆经的病证。少阳病证，邪不在表，也不在里，汗、吐、下三法均不适宜，只有采用和解方法。方中柴胡气质轻清，苦味最薄，气味较重。能清胸腹蕴热以除烦。《神农本草经》称柴胡推陈致新，黄芩主治诸热，柴胡、黄芩合用能解半表半里之邪，配半夏、生姜和胃降逆止呕，能开能降，兼协柴胡透达经中之邪；王不留行、虎杖通络活血、利湿清热；木香、砂仁、醋元胡相合以助行气导滞止痛；金钱草清热利湿、利胆排石。本方寒热并用，攻补兼施，集辛开、苦降、通利、甘调于一方之中，虽治在肝胆，又旁顾脾胃，既清解邪热，又培补正气，而使三焦疏达，脾胃调和，内外宣通，枢机畅利，则半表半里之邪解，肝胆经气得通，瘀滞之邪得除。每施之临床而其效可验。

【加减运用】

头晕、头昏、口黏不爽者，可加苦杏仁 9g、白豆蔻 12g、薏苡仁 15g 以宣上畅中；腹胀便秘者，加大黄 15g，槟榔 6g；失眠多梦者，可加夏枯草 10g、炒枣仁 10g。

【注意事项】

因柴胡升散，黄芩、半夏性燥，故阴虚血少者忌用。

【验案举例】

患者女，26 岁，汉族。2015 年 4 月就诊。3 个月前反复出现进食油腻制品后口苦、咽干、头晕、纳呆不欲食、右侧胁部胀痛、烦躁易怒、腹胀便秘等症，舌质红苔黄腻，脉弦。腹部 B 超提示，胆囊炎、胆结石（泥沙样）。何老察色按脉后认为，患者为青年女性，平素饮食不节，秉性急躁，久则肝胆经气不利、胆石之邪内阻经气，不通则痛。中医辨证为肝胆经气不舒、胆石之邪内阻。予柴胡舒胆汤 3 剂：柴胡 15g，黄芩 15g，半夏 15g，生姜 15g，党参 15g，王不留行 30g，虎杖 30g，木香 15g，砂仁 5g，醋元胡 15g，金钱草 30g，大黄 15g，槟榔 6g，甘草 10g。服 3 剂后诸症悉数减轻，原方更服 5 剂后好转，复查腹部 B 超提示，胆囊大小恢复正常，未见胆囊水肿，泥沙样结石消失。

（刘美　何苗整理）

何氏鼻炎方

【组成】

麻黄 15g，附子 9g（先煎），细辛 9g，白芷 15g，苍耳子 9g，辛夷 9g，生地黄 30g，赤芍 30g，乌梅 30g，蝉蜕 15g，地龙 15g。

【功能】

温阳解表，祛风通窍。

【主治】

主治鼻鼽，证属阳虚外感者。鼻鼽相当于西医学的慢性鼻炎、过敏性鼻炎。症见：鼻塞流涕、咽痒声嘶、喷嚏频作、畏寒倦卧，遇寒及花粉、油漆、油烟等刺激者加重。舌淡苔白，脉沉无力。

【用法】

上药加水 500mL，煎取 200mL；再加水 400mL，煎取 200mL。共取 400mL，混匀，分 2 次早晚温服。日服 1 剂，3 天为 1 个疗程。

【方解】

清代医家钱潢在《伤寒溯源集·卷九》中言："以麻黄发太阳之汗，以解其在表之寒邪；以附子温少阴之里，以补其命门之真阳；又以细辛之气温味辛专，走少阴者，以助其辛温发散。三者合用，补散兼施，虽发微汗，无损于阳气矣，故为温经散寒之神剂也。"何老结合自己临证经验认为，本证由素体阳虚、复感风寒所致。虚寒型鼻鼽多由于脏腑虚弱，正气不足，腠理疏松，卫表不固，风邪寒邪或异气侵袭所致。阳气亏虚于内，气虚卫表不固，这与麻黄附子细辛汤主治的太少两感证相符合，并且鼻鼽患者遇冷时症状明显与太阳经密切相关。太阳主开，统摄营卫，为六经之藩篱，主一身之大表，其功能固护于外，风寒在表，太阳经受寒，必导致肺气失宣等症状，肺位居上焦，为五脏之华盖，肺失宣发，正邪交争故出现鼻鼽症状。治疗方法应以温经解表、祛风通窍为主。在麻黄附子细辛汤基础上化裁使用。素体阳虚，恶寒剧甚，倦卧多眠，是外受风寒、邪正相争所致；表证脉当浮，今脉象反沉微，兼见神疲欲寐，是知阳气已虚。此阳气外感，表里俱寒之证。方中麻黄辛温，发汗解表为君药；附子辛热，温肾助阳，为臣药。二药配合，相辅相成，为助阳解表的常用组合。细辛、辛夷、苍耳子均归肺经，芳香气浓，性善走窜，通彻表里，既能祛风散寒，助麻黄解表，细辛又可鼓动肾中真阳之气，协助附子温里，共为佐药。生地黄、赤芍凉血活血，乌梅酸涩收敛，蝉蜕祛风止痒，地龙通络并用引经之功。方中麻黄散寒宣肺，附子温肾助阳，细辛协两药辛通上下，合用则具宣上温下、开启鼻窍之功。何老发挥经方之长，结合地域、气候特点，加减应用做到古方新用之妙，屡见奇效。

【加减运用】

黄涕，加黄芩 15g，黄连 15g，知母 15g，山栀子 15g；鼻流清涕，加桂枝 15g，干姜 10g，五味子 30g；清涕不止，加益智仁 15g，山药 15g。

【注意事项】

阴虚内热及风热犯表之证不宜使用。

【验案举例】

患者，女，32 岁。2015 年 3 月 26 日就诊。阵发性喷嚏，鼻痒，流清鼻涕 3 年余。平素鼻痒，阵发性喷嚏反复发作，并伴有清水样鼻涕，每日晨起及遇冷风，或气候变化时症状加重，鼻塞，通气差。平素畏寒怕冷，舌质淡，苔薄白，脉弱。检查：鼻黏膜充血，双下鼻甲肿胀。辨证属肺气虚寒型。给予何氏鼻炎方：麻黄 15g，附子 9g（先煎），细辛 9g，白芷 15g，苍耳子 9g，辛夷 9g，生地黄 30g，赤芍 30g，乌梅 30g，蝉蜕 15g，地龙 15g，紫草 15g，墨旱莲 15g，甘草 30g。7 剂，日 1 剂。1 周后二诊，症状明显减轻，继服两周后检查，鼻黏膜色泽恢复正常，双下鼻甲形态大小正常。

（刘美　何苗整理）

加味薏苡仁附子败酱汤

【组成】

薏苡仁 40g，附子（先煎）6g，败酱草 30g，荔枝核 30g，红藤 30g，牡丹皮 30g，当归 15g，川芎 15g，丹参 15g，白芍 15g。

【功能】

排脓消肿，败毒散瘀。

【主治】

主治西医学的慢性阑尾炎、盆腔炎、疝气、睾丸炎等。证属寒邪内阻，脓瘀互结，气滞血瘀者。症见：少腹拘急，刺痛不舒，入夜加剧，得温则减，遇寒加重，痛处拒按等症。舌质暗有瘀斑，舌苔薄白，脉弦涩。

【用法】

上药加水 500mL，煎取 200mL；再加水 400mL，煎取 200mL。共取 400mL，混匀，分 2 次早晚温服。日服 1 剂，7 天为 1 个疗程。

【方解】

《金匮要略心典》曰："薏苡仁附子败酱散中：薏苡仁破毒肿，利肠胃为君；败酱一名苦菜，治暴热火疮，排脓破血为臣；附子则假其辛热以行郁滞之气尔。"本方所治之疾何老在《金匮要略》"薏苡附子败酱散"基础上予以继承拓展其适应证，何老认为此类疾病多因素体阳虚，寒湿瘀血内结日久，腐败积热成脓成毒。方中重用薏苡仁为君以健脾利湿排脓，健运中土，附子、荔枝核以扶助阳气，兼补肾气，温阳散寒，理气散结止痛，其中何老应用荔枝核取类比象以治疗睾丸、前列腺等疾病，因其入肝肾经，有行气散结、祛寒止痛之功，而阴器为肝经所循，故为治疗此类病证之特效药。方中丹参、当归、白芍、牡丹皮共为臣药，活血化瘀、散结行血，其中牡丹皮并有凉血散瘀解毒之用，白芍兼具柔肝缓急止痛；佐以败酱破瘀排脓；川芎、红藤引药下行，活血通络，败毒散瘀，共行使药之责，其中红藤入大肠、肝经，苦，平，败毒消痈，活血通络，治疗急慢性阑尾炎、月经不调等疾病，《本草图经》曰："攻血，治血块。"诸药配合成方，共奏排脓消肿、败毒散瘀之功。何老秉承仲景之法则而弘扬其效用，其方效果旋踵。

【加减运用】

若痛剧者可加元胡、蒲黄、五灵脂等以增行气止痛；如抽掣拘挛明显者可加甘草配芍药以酸甘化阴、缓急止痛；若寒剧四肢不温者重用附子并加桂枝配甘草以辛甘化阳、通阳止痛为义；如久病成脓者可去丹皮、当归，加黄芪、连翘以扶正排脓。

【注意事项】

如为壮热、寒战、神识恍惚、四末不温、舌红绛少苔、脉散等重症者不宜使用。

【验案举例】

患者女，35岁。2014年7月就诊。诉平时体虚畏寒，曾天热进食西瓜冷饮后出现全腹隐痛，初未在意，3天后渐移至右下腹刺痛，少腹拘急、入夜加剧、得温则减、遇寒加重，痛处拒按等症。舌质暗有瘀斑，舌苔薄白，脉弦涩。自购口服消炎镇痛类药物后症状缓解不显，遂求诊于何老门诊。何老察色按脉后认为：该患者中年女性，素为阳虚之体，复感寒邪，聚于肠腑，寒湿瘀血内结日久，腐败积热成脓成毒。中医辨证为寒湿内阻，脓瘀互结，气滞血瘀之证。予以加味薏苡附子败酱汤化裁3剂急煎治疗：薏苡仁40g，附子6g（先煎），败酱草30g，荔枝核30g，红藤 30g，牡丹皮 30g，当归 15g，川芎 15g，丹参 15g，白芍 15g、甘草 20g。服完 3 剂后诸症悉减，自诉有畏寒肢冷、欲着衣被，遂前方去牡丹皮、当归，附子改为 9g，并加桂枝 6g，更复 3 剂后诸证消失，随访 1 个月未发。

（刘美　李涛整理）

清热化痰润胃汤

【组成】

瓜蒌 15g，清半夏 15g，黄连 15g，蒲公英 30g，白花蛇舌草 30g，沙参 30g，白芍 30g，山药 30g，丹参 15g，薏苡仁 30g，姜黄 30g。

【功能】

滋阴清热，润胃抗萎。

【主治】

萎缩性胃炎，痰热互结之结胸证。胸脘痞闷，按之则痛，或心胸闷痛，或咳痰黄稠，舌红苔黄腻，脉滑数。本方为治疗痰热结胸的常用方。临床应用以胸脘痞闷，按之则痛，舌红苔黄腻，脉滑数为辨证要点。

【用法】

上药加水 500mL，煎取 200mL；再加水 400mL；煎取 200mL。共取 400mL，混匀，分 2 次早晚温服。日服 1 剂，

15 天为 1 个疗程。

【方解】

本方所治疗之证类似于小陷害胸汤湿重于热者，邪热内陷，与痰浊结于心下的小结胸病。《伤寒论·辨太阳病脉证并治》："小结胸病，正在心下，按之则痛，脉浮滑者，小陷胸汤主之。"痰热互结心下或胸膈，气郁不通，故胃脘或心胸痞闷，按之则痛。治宜清热涤痰，宽胸散结。方中全瓜蒌甘寒，清热涤痰，宽胸散结，用时先煮，意在"以缓治上"，而通胸膈之痹。臣以黄连苦寒泄热除痞，半夏辛温化痰散结。两者合用，一苦一辛，体现辛开苦降之法；与瓜蒌相伍，润燥相得，是为清热化痰、散结开痞的常用组合；蒲公英、白花蛇舌草以清热解毒；沙参、白芍、山药以滋阴润胃、缓急止痛；丹参、姜黄以养血和血、破血行气止痛。诸药共奏滋阴清热、润胃抗萎之功。何老深研经方之精髓，结合临床实际变通延伸，扩大其原有适应证，应用临床而屡获奇效。

【加减运用】

方中加入破气除痞之枳实，可提高疗效。若心胸闷痛者，加柴胡、桔梗、郁金、赤芍等以行气活血止痛；咳痰黄稠难咳者，可减半夏用量，加胆南星、杏仁、贝母等以清润化痰。

【注意事项】

对于脾胃气虚、阳虚之证不宜使用。

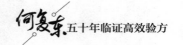

【验案举例】

患者罗某，男，35 岁。体素健，于 2014 年 7 月 2 日，大雨滂沱，劳作遭淋后即感不适，翌日胃脘胀满，热水袋温熨，以求轻快，但见食生厌，胸脘痞闷，按之则痛，恶心呕吐，大便溏薄，一日两行，小便黄浊，口干口苦，舌苔黄腻，脉滑数。何老察色按脉后拟方：瓜蒌 15g，清半夏 15g，黄连 15g，蒲公英 30g，白花蛇舌草 30g，沙参 30g，白芍 30g，山药 30g，丹参 15g，薏苡仁 30g，姜黄 30g，厚朴 6g，枳实 6g，生姜 9g。服完 3 剂后二诊见胀满大减少，纳食增加，按压胃脘已不觉痛，舌苔白腻，脉滑而不数，上方去沙参、蒲公英，加苍术 15g，更服 3 剂后诸症悉愈。

（刘美　杜樱洁整理）

通脉宣痹汤

【组成】

葛根 30g，桂枝 30g，白芍 15g，川芎 15g，瓜蒌 30g，薤白 15g，蝉蜕 15g，僵蚕 10g，全蝎 6g，蜈蚣 3 条，地龙 15g，土鳖虫 10g，水蛭 10g，丹参 30g，降香 10g，葶苈子 30g。

【功能】

通脉宣痹，解痉止痛。

【主治】

冠心病证属痰瘀阻脉者。症见：胸闷、胸痛并现，形体肥胖，痰多气短，伴有倦怠乏力，舌质暗或有瘀斑，苔白腻或白滑，脉涩迟。

【用法】

上方加水 600mL，煎取 200mL；再加水 400mL，煎取 200mL。共取 400mL，混匀，分 2 次早晚温服，日服 1 剂，7 天为 1 个疗程。服药期间忌食生冷、辛辣油腻等食物。

【方解】

方中引用葛根汤合丹参饮之意。葛根升津液，濡筋脉为君；桂枝温通经络，白芍生津养液、柔肝缓急止痛，共为臣，起到升津舒筋的功效；现代药理研究证实，葛根汤具有正性肌力作用及抗血栓形成的作用。丹参饮中丹参活血、养血，取其"活血化瘀止痛而不伤气血"的特性，配辛温芬芳之降香行气活血止痛；葶苈子泻肺行水、除痰定喘。现代药理研究证实，葶苈子具有强心作用，可加强心肌收缩力、减慢心率、增加心输出量。川芎养血行气，可增本方活血祛痰之功；瓜蒌清化痰浊、薤白清利通阳，两药联用可以宽胸；方中加用"七虫（蝉蜕、僵蚕、全蝎、蜈蚣、地龙、土鳖虫、水蛭）"，因七虫均归肝经，共同起到解痉止痛的功效。诸药联用，欲达到气血通畅而胸痛自止的功效。

【加减应用】

合并畏寒肢冷可加用桂枝、黄芪、红参、鹿茸等以温阳益气；合并胸中灼热、心急、心烦等症者可加用黄芩、黄连、知母、栀子以清虚热；合并情绪烦躁、善太息者可加用柴胡、枳实、厚朴、郁金、巴戟天以疏肝理气。

【注意事项】

服药期间忌食辛辣油腻食物，保持情绪舒畅，适当锻炼放松心情。如有出血性疼痛患者慎用，高敏体质及孕妇禁用。

【病案举例】

患者男，58岁，自5年前行冠状动脉造影确诊为冠心病后，反复出现活动后胸闷、胸痛症状，疼痛以心前区绞痛为主，可放射至后肩背部，伴有汗出难卧，持续10～20分钟，含服硝酸甘油片后症状可逐渐缓解。就诊过程中何老反复询问患者行冠状动脉造影前后心理变化情况，患者表示胸痛发作时无明显心理因素影响。何老分析，本病乃痰瘀互结之证或痰生于先，影响气机，病殃及血，血行瘀滞；或血瘀为先，变生痰浊，两者终致痰瘀互结，兼夹为患。痰凝瘀结使病情错综复杂，难以痊愈。但溯其根源，皆因于气虚，气虚不运则血脉滞瘀，痰浊内生。痰瘀互结型冠心病"本虚标实"的特点较为典型，根据"治病必求于本"的原则，在治疗中温经通络、解痉止痛的同时，加以养血行气之品，以补为主，以补为通，通补兼施，标本兼顾，以奏益气活血豁痰之功，从而展现药到病除的功效。

（苏琦　戴海安整理）

定悸复脉汤

【组成】

黄芩 15g，黄柏 15g，苦参 20~30g，炙甘草 30g，生地黄 15g，桂枝 15g，山麦冬 30g，火麻仁 30g，太子参 15g，炒酸枣仁 30g，甘松 15g，桑寄生 30g

【功能】

益气滋阴，定悸复脉。

【主治】

功能性心律不齐，期外收缩，心房颤动，传导阻滞等引起的"脉结代，心动悸"、阴虚内热证患者。

【用法】

上方加水 600mL，煎取 200mL；再加水 400mL，煎取 200mL。共取 400mL，混匀，分 2 次早晚温服，日服 1 剂，7 天为 1 个疗程。服药期间忌食生冷、辛辣油腻等食物。

【方解】

伤寒或杂病之后，阴血不足，阳气不振，心脉失其温养，故心悸而作，脉见结代。应以益气滋阴、定悸复脉为治。炙甘草汤，又名复脉汤，出自《伤寒论·辨太阳病脉证并治下》篇，主治心阴心阳两虚所致的"脉结代，心动悸"。何老取仲景方剂配伍精专的特点，每一味药物都尽其独特功效。方中取炙甘草汤之意，以炙甘草为主药，用以养脾胃补中气，益气血生化之源；以太子参、生地、阿胶、山麦冬、火麻仁滋阴补血；以桂枝通心阳、利脉络；酸枣仁以其甘酸质润，入心、肝之经，养血补肝，宁心安神；苦参、黄连、黄柏苦寒清心，据现代药理研究证实，有抗心律失常即抑制异位起搏点和直接快速阻断心肌微型折返作用；甘松、寄生以定悸复脉。此方甘润、辛燥并用，使滋阴而不致腻滞，通阳而不致伤阴，此乃其配伍之妙。

【加减应用】

胸闷者，加瓜蒌 15g、薤白 10g；有热汗出者，加地骨皮 20g，水牛角 30g；心神不安者，加龙骨 20g，牡蛎 20g；兼肾虚，加巴戟天、仙茅、淫羊藿；肝郁，加柴胡、郁金；肺气虚，加蛤蚧、红参；阳虚，加制附子、鹿茸。

【注意事项】

治疗过程中需告知患者，要保证规律生活，避免熬夜，保持良好的饮食习惯，乐观开朗的精神状态，适当的运动锻炼，少喝浓咖啡、浓茶和酒，增强患者的体质。

【病案举例】

患者男，78 岁。10 年前间断出现胸闷、心慌、活动后气短等症状，反复多次查动态心电图均提示心律失常、频发室早、频发房早。长期服用多种抗心律失常药物控制病情，但临床症状改善不明显。近日上述症状加重，心悸不宁，夜寐早醒，精神倦怠，喜温畏寒。舌质淡红舌苔薄白，沉细结。何老认为，该患者年老，心气不足，心阴亏耗，心与心神失养则出现心悸怔忡、气短乏力为主的症候。治疗当以温养心之阴血为主。张景岳《景岳全书·五十德集·新方八阵·补略》言："善补阳者，必于阴中求阳，则阳得阴助，而生化无穷；善补阴者，必于阳中求阴，则阴得阳升，而源泉不竭。"故方中大量滋阴药中加以温阳药，动静结合，阴阳相配，共同起到了益气滋阴，温阳复脉的作用。给予上方原方，患者服药 5 剂后自觉胸闷、心慌症状明显缓解，此后间断服用中药治疗。

（苏琦　李涛整理）

二石补血汤

【组成】

黄芪 50g，当归 10g，代赭石（先煎）30g，磁石（先煎）30g，何首乌 15g，阿胶（烊化）15g，龙眼肉 30g。

【功能】

益气补血。

【主治】

主治缺铁性贫血，证属气血亏虚者。症见：头晕，目眩，肢体麻木，筋脉拘急，或筋惕肉眴，妇女月经不调，甚则崩漏，闭经，面色不华，舌质淡，脉弦细或细涩。

【用法】

上药加水 500mL，煎取 200mL；再加水 400mL，煎取 200mL。共取 400mL，混匀，分 2 次早晚温服，日服 1 剂，15 天为 1 个疗程。

【方解】

本证多由劳倦内伤，血虚气弱所致。治疗以益气补血为主。血虚气弱，头目失养，故头晕，目眩，胁痛，肢体麻木，筋脉拘急；脉弦细或细涩，是气虚血瘀之象。方中重用黄芪大补肺脾之气，以滋生化之源；当归味厚，为阴中之阴，故能养血；重用黄芪在于有形之血不能速生，无形之气应当急固，有形之血生于无形之气，补气生血，故黄芪用量倍于当归（黄芪与当归用量 5∶1）；《灵枢·决气》曰："中焦受气取汁，变化而赤，是谓血。"故方中以当归、龙眼肉甘温补血养心；制首乌功能补肝肾，益精血，乌须发，强筋骨；阿胶补血，滋阴润燥。血虚气弱，阴不维阳，阳气浮越，故见肌热面赤、烦渴引饮。《本草经疏》中记载代赭石，其主五脏血脉中热，血痹、血瘀、贼风及女子赤沃漏下、带下百病，皆肝、心二经血热所致，甘寒能凉血，故主如上诸证也。现代药理学研究证实：磁石可使动物血液中血红蛋白水平、红细胞和白细胞数增加；何首乌可使骨髓造血干细胞明显增加，并使骨髓红系祖细胞值明显升高。

【加减运用】

若妇女经期，或产后感冒发热头痛者，加葱白、豆豉、生姜、大枣以疏风解表；若疮疡久溃不愈，气血两虚而又余毒未尽者，可加金银花、甘草以清热解毒；若血虚气弱出血不止者，可加煅龙骨、阿胶、山茱萸以固涩止血。

【注意事项】

阴虚内热证禁用。服药期间需加强营养，定期复查血常规。

【验案举例】

患者女，42岁。2014年6月就诊。于过劳后出现月经先期、出血量多，头晕，头痛，目眩，乏力等症。行相关检查后确诊为缺铁性贫血，血红蛋白8.3g，服用多糖铁复合物胶囊后上述症状可稍缓解，但行经后大量失血，头晕、头痛、乏力等症状反复，妇科建议使用激素止血治疗，患者拒绝。何老辨证，患者中年女性，肾精不足，肝肾渐亏，加之劳倦内伤，血虚气弱，气不摄血而致崩漏，气随血脱，气血俱虚，头目失养则见头晕、头痛、目眩。治宜补气生血，使气旺血生。故予以二石补血汤治之：黄芪50g，当归10g，代赭石（先煎）30g，磁石（先煎）30g，制何首乌15g，阿胶（烊化）15g，龙眼肉15g。患者服用6剂后头晕、乏力症状明显缓解，头痛症状消失。后连服1月，次月月经量明显减少，周期固定。

（苏琦　李军整理）

风火牙痛方

【组成】

白芷30g，荆芥15g，防风15g，蜂房15g，银花15g，连翘15g，石膏（先煎）100g，知母15g，甘草15g，地骨皮30g

【功能】

清热解毒，散火止痛。

【主治】

主治牙龈炎、牙周炎、龋齿等，证属风火牙痛者。症见：胃火牙痛。牙痛牵引头痛，面颊发热，其齿喜冷恶热，或牙宣出血，或牙龈红肿溃烂，或唇舌腮颊肿痛，口气热臭，口干舌燥，舌红苔黄，脉滑数。

【用法】

上药加水500mL，煎取200mL；再加水400mL；煎取

200mL。共取 400mL，混匀，分 2 次早晚凉服。日服 1 剂，中病即止。

【方解】

本证多由胃有积热，热循足阳明经脉上攻所致。治疗以疏风清热、凉血解毒为主。足阳明胃经循鼻入上齿，手阳明大肠经入下齿，牙痛牵引头疼，面颊发热，唇舌颊腮肿痛，牙龈腐烂等，皆是火热攻窜为害。胃为多气多血之腑，胃热每致血分亦热，故易患牙宣出血等症。方用白芷为君，主入阳明，芳香通窍，善祛风止痛，擅治齿龈连面颊部的肿痛、牙痛。《本草纲目》曰："荆芥，散风热，清头目，利咽喉，消疮肿。"与防风共为臣药，共奏疏风清热之效。蜂房归胃经，用于牙痛，是治疗疮疡肿毒的特效药；银花、连翘气味芳香，既能清热解毒，又可辟秽化浊，温热病邪易蕴结成毒及多夹秽浊之气，故为佐药。胃热则阴血亦必受损，故以知母凉血滋阴；地骨皮、石膏凉血清热，皆为使药；弘景曰："甘草最为众药之主，经方少有不用者，犹如香中有沉香也。国老即帝师之称，虽非君而为君所宗，是以能安和草石而解诸毒也。"在此生用可泻火解毒、缓急止痛。

【加减运用】

若肠燥便秘，加大黄以导热下行；口渴饮冷，加石膏、玄参、天花粉以清热生津；胃火炽盛之牙衄，加牛膝导血热下行。

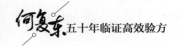

【注意事项】

风寒及肾虚火炎者，不宜使用。

【验案举例】

患者男，35 岁，2013 年 8 月就诊。因近期牙痛症状反复发作，左、右牙龈交替肿痛，晨起刷牙出血频繁而就诊，自行服用多种泻火中成药均未达预期效果。何老认为，牙齿位于口内，属足少阴肾经，足阳明胃经之脉入于上齿，手阳明大肠经之脉入于下齿，故本病与肾、胃、大肠等脏腑关系密切。实证，多由于风火邪毒侵袭，或胃火上蒸，伤及牙体及龈肉所致；虚证，多由于肾阴亏损，虚火上炎，牙失荣养所致。患者中年男性，胃火素盛，又喜食辛辣刺激食物，积火与新热互结上冲，或风热邪毒外犯，引动胃火，循经上蒸牙床，伤及龈肉，损及脉络而为病。治益清热解毒，散火止痛。故予以风火牙痛方治之：白芷 30g，荆芥 15g，防风 15g，蜂房 15g，银花 15g，连翘 15g，石膏（先煎）100g，知母 15g，甘草 15g，地骨皮 30g。患者服用 3 剂后牙龈肿痛症状明显缓解，牙龈出血症状消失。后连服 3 剂，牙痛症状未再反复。

（苏琦　何苗整理）

肾虚牙痛方

【组成】

沙参 30g，川楝子 10g，枸杞子 30g，当归 30g，生地黄 30g，山麦冬 30g，地骨皮 30g，蜂房 15g。

【功能】

滋肾水，清虚火。

【主治】

肾虚牙痛证。头痛，牙痛，齿松齿衄，烦热干渴，舌红苔薄欠津。本方用于肝肾阴虚证，临床应用以头痛，牙痛，齿松齿衄，烦热干渴，舌红苔薄欠津，脉沉细或虚弦为辨证要点。

【用法】

上药加水 500mL，煎取 200mL；再加水 300mL，煎取 100mL。共取 300mL，混匀，分 2 次早晚温服。日服 1 剂，中病即止。

【方解】

本证多由阳明气火有余，胃热耗伤阴精所致。治疗以清胃热，滋肾阴为主。阳明之脉上行头面，入上齿中，阳明气火有余，胃热循经上攻，则见头痛牙痛；热伤胃经血络，则牙龈出血；热耗少阴阴精，故见烦热干渴；舌红苔少，为阴亏症状。故本方以滋养肝肾，疏泄肝气立法。肾为肝之母，滋水即能生木，以柔其刚悍之性，故以地黄、枸杞滋水益肾为君。肺主一身之气，肺气清肃，则治节有权，诸脏皆滋其灌溉，而且养金即能制木，以平其横逆之威；胃为阳上，本受木克，但土旺则不受其侮，故以沙参、麦冬清肺益胃，二者为臣。当归入肝，补血活血，而辛香善于走散，乃血中气药，故用以为佐。更加一味川楝，泄肝通络，条达气机，故用以为佐。《本草纲目》曰："枸杞之滋益不独子，而根亦不止于退热而已。但根、苗、子之气味稍殊，而主治亦未必无别。盖其苗乃天精，苦甘而凉，上焦心肺客热者宜之；根乃地骨，甘淡而寒，下焦肝肾虚热者宜之，此皆三焦气分之药，所谓热淫于内，泻以甘寒也。"故地骨皮用于清热、凉血。蜂房归胃经，用于牙痛，是疮疡肿毒的特效药。诸药合用，为滋水涵木、疏土养金的良方。

【加减运用】

火盛者，可加山栀子、地骨皮以清热泻火；血分热盛，齿衄出血量多者，去熟地，加生地黄、玄参以增强清热凉血之功。

【注意事项】

大便溏泄，脾胃阳虚者不宜使用。

【验案举例】

患者女，68 岁，2015 年 11 月就诊。因近期牙痛症状反复发作，牙齿松动出血情况明显，烦躁多汗，口干多饮，自行服用牛黄解毒片、三黄片等药物均无效，舌红苔薄欠津，脉沉数。何老认为，牙齿位于口内，属足少阴肾经，足阳明胃经之脉入于上齿，手阳明大肠经之脉入于下齿，故本病与肾、胃、大肠等脏腑关系密切。虚证，多由于肾阴亏损，虚火上炎，牙失荣养所致。肝藏血，主疏泄，体阴而用阳，喜条达而恶抑郁。肾阴亏损，虚火上炎，灼烁牙体及牙龈，令骨髓空虚，牙失荣养，致根脚浮动而隐痛；肝气久郁，经气不利则头痛；阴虚津液不能上承，故烦热干渴、舌红少津；阴血亏虚，血脉不充，故脉细弱或虚弦。患者老年女性，肝肾阴血亏虚而肝气不舒，肝气犯胃，郁久化热，胃火上蕴而发病；治益滋肾水，清虚火。故予以肾虚牙痛方治之：沙参30g，川楝子10g，枸杞子30g，当归30g，生地黄30g，山麦冬30g，地骨皮30g，蜂房15g。患者服用6剂后牙痛症状明显缓解，烦躁、口干多饮等症状消失，无明显头痛，后连服4剂，牙痛症状未再反复。

（苏琦　杜樱洁整理）

斑秃方

【组成】

百合30g，生地黄30g，当归15g，白芍15g，川芎15g，丹参15g，何首乌15g，黑大豆30g，侧柏叶15g，旱莲草

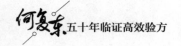

15g，女贞子 15g。

【功能】

滋阴养血。

【主治】

主治斑秃、脱发明显者。本方用于肝肾亏虚、精血不足而兼血热者。舌质红，苔薄少，脉细、数为其四诊要点。

【用法】

上药加水 600mL，煎取 200mL；再加水 400mL，煎取 200mL。共取 400mL，混匀，分 2 次早晚温服。日服 1 剂，7 天为 1 个疗程。

【方解】

本证多由肝肾亏虚、血虚风燥所致。治疗以滋补肝肾、滋阴养血为主。考虑本病病机，多因肝肾亏损，郁思恼怒，内伤于肝，气机阻滞，血运受碍。又肝为风木之脏，赖肾水以滋养，肾主精，肝藏血，精血同源，肝肾精血充足，则头发光亮，肝肾亏损，精不化血，则发生长乏源，故成斑片脱落。《金匮要略心典》：百合色白入肺，而清气中之热，地黄色黑入肾，而除血中之热，气血即治，百脉俱清，虽有邪气，亦必自下，此处选百合、地黄为君，共同起到滋阴清热的功效；方用熟地黄滋阴养血填精，白芍补血敛阴和营，当归补血活血调经，川芎活血行气开郁。四物相配，补中有通，滋阴不腻，温而不燥，阴阳调和，使营血恢复。此处选用归、芍、地、芎四味药取自中医补血、养血的经典方药"四物汤",此方被后世医家称为"调理一切血证是其所长"。丹参用在方中,增加活血养血的功效;女贞子滋阴补肾,养肝明目,强健筋骨,乌须黑发;旱莲草养肝益肾,凉血止血,乌须黑发。二药均入肝肾两经,相须为用,相互促进,补肝肾,强筋骨,清虚热,疗失眠,凉血止血,乌须黑发之力增强。何首乌养血乌毛,黑大豆滋补肝肾,用在此处以增强滋补之力;侧柏叶凉血润燥,以助凉血润泽之功。诸药联用,为养血生发之良方。

【加减运用】

心烦者,加麦冬、栀子;腰痛甚,加杜仲、桑寄生;夜寐欠安、失眠多梦者,加酸枣仁、柏子仁、五味子;大便艰涩,加黑芝麻、肉苁蓉;腰酸重者,加菟丝子、川断;口干少津者,加石斛、麦冬;头皮红亮且瘙痒甚者,加白蒺藜、地骨皮。

【注意事项】

脾胃虚寒、大便溏薄者慎用;服药过程中应保持心情稳定开朗,克服易激动、急躁或忧郁等不良情绪,饮食宜清淡为主。要讲究头发卫生,洗头最好用中性肥皂,不要用力搔抓头皮。在治疗中要有信心和耐心,积极和医生配合,不可采用迷信的治疗方法。

【验案举例】

患者,女,56 岁,2014 年 10 月就诊。因近期绝经后发现头发脱落明显，夜寐欠安，夜间多梦盗汗，突于一日晨起发现头顶两处一元硬币大小斑秃，自行使用生姜涂擦后无效，遂就诊于我院。就诊时舌红苔薄欠津，脉细数。《诸病源候论·鬼舐头候》记载："人有风邪在于头，有偏虚处，则发秃落，肌肉枯死，或如钱大，或如指大。发不生亦不痒，故谓之鬼舐头。"《外科大成》记载："油风则毛发成片脱落，皮肤光亮，痒如虫行者是也。由风热乘虚攻注，血不能养荣所致。"何老认为，发为血之余，女子七七后气血不足，气虚则血液难生而失其温煦肌肤、外合皮毛之功能，以致毛根空虚，故成斑秃。同时可伴头晕耳鸣，五心潮热，失眠多梦，腰膝酸软，盗汗遗泄等症状。肝肾亏虚，阴虚津液不能上承，故舌红少津；阴血亏虚，血虚风燥，故脉细数。患者中年女性，肝肾阴血亏虚，血虚风燥，无以养发而发此病；治宜滋补肝肾、滋阴养血。故予以斑秃方治之：百合 30g，生地黄 30g，当归 15g，白芍 15g，川芎 15g，丹参 15g，何首乌 15g，黑大豆 30g，侧柏叶 15g，旱莲草 15g，女贞子 15g。患者服用 10 剂，同时使用梅花针叩刺斑秃处。因梅花针能使斑秃患者的脑血流图波幅上升，增加脑循环血流量，改善脑部的血液供应状况，半月后头顶斑秃处发现新发生长，夜间多梦盗汗等症状明显缓解，后连服 10 剂，脱发症状逐渐缓解。

（苏琦　戴海安整理）

温阳抗敏方

【组成】

麻黄 15g，附子（先煎）6g，细辛 6g，当归 15g，白芍 15g，生地黄 15g，荆芥 15g，防风 15g，羌活 30g，乌梅 30g，蝉蜕 15g，全蝎 6g，地龙 15g，僵蚕 10g，蜈蚣 2 条，白鲜皮 30g，穿心莲 30g，甘草 30g。

【功能】

温阳解表，养血祛风。

【主治】

主治过敏性皮炎、湿疹等久治不愈，反复发作，舌淡，苔薄白，脉浮数，证属阳虚血亏，风邪久恋者。

【用法】

上药加水 500mL，煎取 200mL；再加水 400mL，煎取 200mL。共取 400mL。混匀，分 2 次早晚温服。日服 1 剂，3 天为 1 个疗程。

【方解】

肺主皮毛，也就是说，肺脏通过它的宣发作用把水谷精微输布于皮毛，以滋养周身皮肤、肌肉。此方利用肺主皮毛为要义，以温阳解表、宣通肺气，以达到抗过敏的功效。方用麻黄散寒宣肺，附子温肾助阳，细辛协二药辛通上下，合用则具宣上温下，开窍启闭之功。三药合用，补散兼施，是表散外感风寒之邪，温补在里之阳气。《汤液本草》记载："生地黄入手太阳、少阴经。"用在方中清热凉血、生津滋阴，白芍补血敛阴和营，当归补血活血调经。三药相配，补中有通，滋阴不腻，温而不燥，阴阳调和，使营血恢复。荆芥散血分之风，有发汗解表，宣毒透疹，和血止血作用；防风散气分之风，祛风止痒作用尤佳；荆芥、防风配伍时为祛风止痒方剂的基础，可用于风疹、皮肤瘙痒等证；生地黄清热凉血；羌活走表，以散游邪，长于祛上部风寒湿邪；乌梅收敛生津；蝉衣轻扬解散，善蜕皮肤，解表透疹；全蝎、蜈蚣主入肝经，性善走窜，既平息肝风，又搜风通络；地龙入肝、脾、肺经，清热、平肝、通络；白鲜皮归属脾、肺、小肠、胃、膀胱经，用在此方中清热燥湿，祛风止痒，现代药理学证实，五虫均可起到有抗组胺作用；穿心莲清热解毒；甘草清热解毒、调和药性。此方构成邪正兼顾，祛邪为主的配伍形式。扶正药得祛邪药则补不滞邪，无闭门留寇之弊；祛邪药得扶正药则解表不伤正，相辅相成。

【加减运用】

血热者，加牡丹皮、紫草、地榆、侧柏叶；夹有湿邪者，加薏苡仁、山药、椿白皮。

【注意事项】

服药期间多吃清淡食物，忌辣椒、胡椒、生姜等刺激性食物，避免鱼、虾等易诱发过敏反应的食物，忌用手搔抓或热水烫洗。

【病案举例】

患者女，32 岁。2015 年 4 月就诊。因近几年春季反复出现过敏反应，多于颜面部出现散在红色丘疹，瘙痒明显，时有渗液，就诊时可见颜面部散在红色丘疹，舌淡，苔薄白，脉浮数。何老说，《黄帝内经》中记载："肺者，气之本，魄之处也。其华在毛，其充在皮，为阳中之太阴，通于秋气。"可见中医的肺主皮毛之说是有根据的。此方利用肺主皮毛为要义，以温阳解表、宣通肺气以达到抗过敏的功效。肾阳不足，气血生化乏源，肺气亏虚，气虚卫表不固，易受风邪，风邪善行而数变，游走于肌表，故见肌表疹出；阳虚血亏见于舌淡；血虚生风，故脉浮数。患者为青年女性，先天肾阳不足，阳虚血亏，血虚风燥，肌肤失养而发此病。治益温阳解表，养血祛风。现代药理学证实，甘草所含之甘草素甘草次酸，有类似肾上腺皮质激素和盐皮质激素的抑制炎症、抗过敏作用。穿心莲对人体的免疫功能的影响比较复杂，穿心莲内酯对 T 细胞和 B 细胞均有抑制作用，是一种免疫抑制剂。综合考虑予以温阳抗敏方治之：麻黄 15g，附子（先煎）6g，细辛 6g，当归 15g，白芍 15g，生地黄 15g，荆芥 15g，防风 15g，羌活 30g，乌梅 30g，蝉蜕 15g，全蝎 6g，地龙 15g，僵蚕 10g，蜈蚣 2 条，白鲜皮 30g，穿心莲 30g，甘草 30g。患者服用 6 剂，颜面

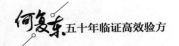

部散在丘疹逐渐消退，连服半月后上述症状未再反复。

（苏琦　何茁整理）

益气排石汤

【组成】

金钱草 200g，海金沙 30g，鸡内金 30g，黄芪 60g，党参 30g，白术 30g，木香 15g，三棱 30g，莪术 30g，滑石（包煎）30g，干姜 10g。

【功能】

益气排石，利尿通淋。

【主治】

主治尿路结石，证属气血亏虚、湿热蕴结膀胱者。症见：尿中时夹砂石，小便艰涩，或排尿时突然中断，尿道窘迫疼痛，少腹拘急，面色少华，精神委顿，少气乏力，舌淡边有齿印，脉细而弱。

【用法】

上药加水 500mL，煎取 200mL；再加水 400mL，煎取 200mL。共取 400mL，混匀，分 2 次早晚温服。日服 1 剂，1 天为 1 个疗程。

【方解】

《诸病源候论·淋病诸候》："诸淋者，由肾虚而膀胱热故也。……肾虚则小便数，膀胱热则水下涩，数而且涩，则淋漓不宣，故谓之淋。""石淋者，淋而出石也。肾主水，水结则化为石，故肾客沙石。肾虚为热所乘，热则成淋，其病之状，小便则茎里痛，尿不能卒出，痛引少腹，膀胱里急，沙石从小便道出，甚者塞痛令闷绝。"淋证的病位在肾与膀胱，且与肝、脾有关。其病机主要是肾虚，膀胱湿热，气化失司。肾与膀胱相表里，肾气的盛衰，直接影响膀胱的气化与开合。《丹溪心法·淋》说："最不可用补气之药，气得补而愈胀，血得补而愈涩，热得补而愈盛。"验之临床实际，未必都是如此，诸如脾虚中气下陷，肾虚下元不固，自当运用健脾益气等法治之，不属忌补范围。

何老基于多年临证用药经验，指出石淋发作之时，砂石刺激尿管，至剧痛不可忍，此时需要将砂石尽快排出方能缓解疼痛。益气排石汤中金钱草、海金沙、鸡内金三味利尿通淋排石为君药，金钱草性味甘淡而凉，功能清热而通淋，尤善化坚排石。现代药理研究证实，金钱草有利胆排石和利尿排石的功效，用蝌蚪实验性草酸钙肾结石模型试验表明，金钱草煎汁对于预防和治疗蝌蚪实验性肾结石是有效的。海金沙本品甘淡而寒，其性下降，功专通利水道，善泻湿热，为治淋症之常用药。《本草经疏》云："海金沙，甘寒淡渗之药，故主通利小肠，得牙硝、栀子，皆咸寒苦寒之极，又得蓬砂之辛，所以能治伤寒热狂大热，当利小便，此釜底抽薪之意也，淡能利窍。故治热淋，血淋、膏淋等病。"鸡内金有消癥化石之效,《医林集要》即载其治小便淋沥,痛不可忍。排出砂石首先需要有正气驱邪外出,故臣以黄芪、党参、白术健脾益气,鼓舞正气;在正气"推"的情况下,还需要有"引"的药物,故重用木香、三棱、莪术、滑石破气行气、清热利湿,助砂石排出,为佐药。水湿之邪,温则行,寒则凝,干姜一味,一则借其发散之力,助推砂石,二则可令患者口干多饮,协助砂石排出。

【加减运用】

若腰腹绞痛者,可加芍药、甘草以缓急止痛;若见尿中带血,可加小蓟、生地、藕节以凉血止血;尿中有血条血块者,加川牛膝、赤芍、血竭以活血祛瘀;若兼有发热,可加蒲公英、黄柏、大黄以清热泻火。

【注意事项】

淋证纯属实证者,禁用。

【验案举例】

李某,男,25岁。2014年10月11日初诊。因左侧腰部疼痛不适一天就诊,症见:左侧腰部困痛不适,痛引少腹,小便艰涩,排尿时有中断,体质消瘦,面色少华,舌淡胖,脉细涩。发病后门诊超声检查提示,左肾积水、左侧输尿管结石。辨证属湿热蕴结,肾气不化。予益气排石汤:金钱草200g,海金沙30g,鸡内金30g,黄芪60g,党

参 30g，白术 30g，木香 15g，三棱 30g，莪术 30g，滑石
（包煎）30g，干姜 10g，芍药 30g，甘草 15g。2 剂。嘱多
饮水。二诊：服上药一剂后，下细砂样结石数粒，腰痛立
止。续服 3 剂诸症尽除。

（严兴海　蔡基鸿整理）

润肺化纤汤

【组成】

百合 30g，生地黄 30g，山麦冬 30g，天冬 30g，五味子
30g，乌梅 30g，当归 15g，白芍 15g，川芎 15g，丹参 15g，
全蝎 6g，僵蚕 15g，地龙 15g，土鳖虫 15g，麻黄 10g，附
子（先煎）6g，细辛 6g，炙甘草 30g。

【功能】

滋阴润肺，活血祛瘀。

【主治】

主治肺间质纤维化，证属气阴两虚，痰瘀阻肺者。症
见：干咳无痰或少痰，喘息气短，动则加甚，神疲乏力，
口干咽燥，五心烦热，腰酸膝软，舌淡红，苔薄白或少苔，
脉细滑或细弱。

【用法】

上药加水 500mL，煎取 200mL；再加水 400mL，煎取

200mL。共取 400mL，混匀，分 2 次早晚温服。日服 1 剂，15 天为 1 个疗程。

【方解】

弥漫性肺间质纤维化是由多种原因引起的肺间质的炎症性疾病，病变主要累及肺间质，也可累及肺泡上皮细胞及肺血管。病因有的明确，有的不明。明确的病因有吸入无机粉尘如石棉、煤；有机粉尘如霉草尘、棉尘；气体如烟尘、二氧化硫等；病毒、细菌、真菌、寄生虫感染；药物影响及放射性损伤。本病属中医"咳嗽""喘证""肺痿"等范畴。起病隐匿，进行性加重。久病损肺、误治津伤是该证发生的主要原因。发病机理总缘于肺脏虚损，津气严重耗伤，以致肺叶枯萎。因津伤肺燥，燥盛则干，肺叶弱而不用则痿。其病位在肺，但与脾、胃、肾等脏密切相关。

何老认为，肺间质纤维化治疗总以补肺生津为原则。润肺化纤汤中重用百合、生地黄、山麦冬、天冬补肺生津。《医学入门》载百合治肺痿、肺痈。《纲目拾遗》载，百合"清痰火，补虚损"。《本草述》载："百合之功，在益气而兼之利气，在养正而更能祛邪。故李氏谓其为渗利和中之美药也。"《本草备要》载："朱二允云：久嗽之人，肺气必虚，虚则宜敛。百合之甘敛，甚于五味之酸收也。"生地黄甘苦大寒，入心肾。该品质润多液能养阴，味甘性寒能生津，有养阴润燥生津之作用。山麦冬味甘、微苦，性寒，有滋阴润肺、益胃生津、清心除烦的功效；天冬味甘苦，性寒，有清肺润燥的作用。两者合用，滋阴润肺之力更著。久咳必然耗伤肺气，故以五味子、乌梅敛肺止咳。久病多瘀，当归、白芍、川芎、丹参养血活血、化瘀生新。全蝎、僵蚕、地龙、土鳖虫活血通络。方中大量应用阴冷滋腻之品，虽以补肺生津为要，但"阴得阳助，变化无穷"，佐以麻黄、附子、细辛温阳通经，使全方得以"气化"。炙甘草的主要功效是和中缓急，润肺，解毒，调和诸药。现代药理研究证实，炙甘草含有甘草酸、甘草次酸、甘草多糖等多种化学成分，具有抗炎及抗变态反应作用，可调节机体免疫功能，有抗肿瘤和止痛作用。全方配伍特点在于大量补肺生津药物中配合少量辛温发散之品，深得阴阳配伍之妙。

【加减运用】

若痰多而色黄者，加胆南星、黄芩、瓜蒌皮以清肺化痰；若咳喘甚者，可加杏仁、五味子、款冬花以止咳平喘；若咳血重者，可加白及、白茅根、仙鹤草以止血。

【注意事项】

脾胃有湿邪及阳虚为主者，应忌服。

【验案举例】

患者马某，男性，65 岁，2015 年 8 月 5 日初诊。主诉慢性咳嗽 6 年，伴活动后气短 3 年。曾在多家医院就诊，胸部 CT 提示，肺间质纤维化。西医学缺乏有效治疗手段，活动后气短进行性加重。症见：咳嗽，少痰，咳声不扬，气息喘促，动辄加重，口渴咽干，口唇青紫，舌紫而干，脉细涩。辨病属肺痿，证属气阴两虚，痰瘀阻肺。治当滋阴润肺，活血祛瘀。予润肺化纤汤 7 剂：百合 30g，生地黄 30g，山麦冬 30g，天冬 30g，五味子 30g，乌梅 30g，当归 15g，白芍 15，川芎 15g，丹参 15g，全蝎 6g，僵蚕 15g，地龙 15g，土鳖虫 15g，麻黄 10g，附子（先煎）6g，细辛 6g，炙甘草 30g，仙鹤草 60g。服药后二诊，自觉咳嗽减少，喘息气促逐渐缓解，口渴咽干显著改善，考虑到此为慢性虚损性疾病，需长期服药，缓缓建功，遂以原方 5 剂内入蛤蚧 3 对，研为细末，嘱患者长期服用，每日两次，每次 15g。后随访，病情稳定，活动耐力显著提高。

（严兴海　申志扬整理）

二八健男饮

【组成】

仙灵脾 15g，海马 5g，蛤蚧 10g，肉苁蓉 15g，巴戟肉 15g，锁阳 15g，补骨脂 15g，灵芝 15g，刺五加 15g，枸杞子 15g，菟丝子 15g，覆盆子 15g，赤芍 15g，川芎 15g，远志 10g，韭菜子 15g。

【功能】

固本填精，温肾壮阳。

【主治】

男性精力下降（亚健康状态）、阳痿、早泄、不育等症，属肾阳虚者。症见：腰膝酸软而痛，遗精，阳痿，早泄，不育，畏寒肢冷，尤以下肢为甚，精神萎靡，面色㿠白或黧黑，舌淡胖苔白，脉沉弱。

【用法】

上药加水 600mL，煎取 200mL；再加水 400mL，煎取 200mL。共取 400mL，混匀，分 2 次早晚温服。日服 1 剂，7 天为 1 个疗程。

【方解】

本证一般以全身机能低下伴见寒象为辨证要点。腰为肾之府，肾主骨，肾阳虚衰，不能温养腰府及骨骼，则腰膝酸软疼痛；不能温煦肌肤，故畏寒肢冷。阳气不足，阴寒盛于下，故下肢尤甚。阳虚不能温煦体形，振奋精神，故精神萎靡，面色㿠白。肾阳极虚，浊阴弥漫肌肤，则见面色黧黑。舌淡胖苔白，脉沉弱，均为肾阳虚衰之象。肾主生殖，肾阳不足，命门火衰，生殖机能减退，男子则阳痿、早泄、遗精。

《素问·上古天真论》云："丈夫八岁，肾气实，发长齿更；二八，肾气盛，天癸至，精气溢泻，阴阳和，故能有子；三八，肾气平均，筋骨劲强，故真牙生而长极；四八，筋骨隆盛，肌肉满壮；五八，肾气衰，发堕齿槁；六八，阳气衰竭于上，面焦，发鬓斑白；七八，肝气衰，筋不能动，天癸竭，精少，肾藏衰，形体皆极；八八，则齿发去。肾者主水，受五脏六腑之精而藏之，故五藏盛，乃能泻。今五脏皆衰，筋骨解堕，天癸尽矣。故发鬓白，身体重，行步不正，而无子耳。"指出了男性一生的生理变化，四八之后，盛极而衰，主要是"肾气衰"，故中年之后虚损诸症，多因责之于肾虚。

　　二八健男饮中以仙灵脾、海马、蛤蚧为君药，温补肾阳，填精补髓。《本草纲目》云："淫羊藿，味甘气香，性温不寒，能益精气……真阳不足者宜之。"《本草经疏》载淫羊藿"其气温而无毒"。《神农本草经》载其"辛以润肾，甘温益阳气，故主阴痿绝阳，益气力，强志"。海马、蛤蚧均为血肉有情之品，能温阳填髓益精。臣以肉苁蓉、巴戟肉、锁阳补益肝肾、强筋壮骨。佐以枸杞子、菟丝子、覆盆子、韭菜子补阳益阴，固精缩尿；赤芍、川芎理气活血；刺五加、远志安神解郁。灵芝益气血，安心神，健脾胃。诸药配合，共奏温补肾阳，填精止遗，理气活血之功。方名二八健男饮者，一则取"二八，肾气盛"之意，谓其服之可使男性保持"肾气盛、阴阳和"的青春活力状态，二则此方十六味药物，正合"二八"之数。

【加减运用】

遗精，加金樱子、桑螵蛸；脾虚以致下利清谷者，加党参、白术、苡仁益气健脾，渗湿止泻；阳虚水泛以致浮肿、尿少者，加茯苓、泽泻、车前子利水消肿；肾不纳气而见喘促、短气，动则更甚者，加五味子、蛤蚧补肾纳气。

【注意事项】

阴虚火旺者禁用。

【验案举例】

田某，男性，45 岁。自诉近两年来食欲不振、易怒、头痛、失眠、疲乏、腰膝酸软、性欲显著降低，每年例行体检未发现器质性疾患，求中医调养治疗。观舌淡胖，苔白，脉沉。何老认为，该患者即为典型男性亚健康状态，在中年男性中此类病证甚为常见，病因病机一言以蔽之：肾虚。予二八健男饮 7 剂：仙灵脾 15g，海马 5g，蛤蚧10g，肉苁蓉 15g，巴戟肉 15g，锁阳 15g，补骨脂 15g，灵芝 15g，刺五加 15g，枸杞子 15g，菟丝子 15g，覆盆子 15g，赤芍 15g，川芎 15g，远志 10g，韭菜子 15g，黄连 6g。服药后患者再诊，诉服药 3 剂后自觉诸症顿渐，精力较前充沛。遂将前方 10 剂，内入鹿角胶 150g，龟板胶 150g 制为膏方长期服用。

（严兴海　马更尕措整理）

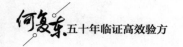

满月下乳方

【组成】

黄芪 50g，当归 10g，麦冬 30g，石斛 30g，穿山甲 10g，皂角刺 10g，王不留行 10g，生麦芽 60g，通草 3g，路路通 9g。

【功能】

益气补血，养阴增液，催乳下乳。

【主治】

主治妇人产后乳汁点滴不下。症见：产后妇人头晕，心慌，乳汁点滴难下，或产后乳汁开始分泌，乳房逐渐增大，但乳汁不能排出；或乳儿体重增长缓慢，大便异常，呈暗褐色或暗绿色，量少，有黏液。舌质淡红，舌苔薄白，脉细弱。

【用法】

上药加水 800mL，煎取 400mL；再加水 500mL，煎取 200mL。共取 600mL，混匀，分 3 次早、中、晚温服。日服 1 剂。

【方解】

何老认为，产后妇人乳汁点滴难下可以归纳为两种情况：其一，是气血津液生化乏源导致。《诸病源候论·卷四十四》云："妇人手太阳、少阴之脉，下为月水，上为乳汁……既产则水血俱下，津液暴竭，经血不足，故无乳汁也。"乳汁是依靠气血津液化生而成，但在四者之中，气的作用尤为重要，用来推动血液运行而化生乳汁。新产的妇人，血液本已大亏，本身自顾不暇，加之产后数日，没有点滴的乳汁，血少气衰是可以知晓的。气旺则乳汁旺，气衰则乳汁衰，气涸则乳汁涸，这是必然的态势，方中黄芪大补元气，且能益气生血，当归补血养血，二者合用，大有当归补血汤补气生血之意。麦冬润肺养阴，益胃生津，石斛滋阴增液，四药合用，并补气血津液，以充其源，确保乳汁化生。其二，是冲任经脉涩滞，乳管闭塞，阻碍乳汁运行，因而缺乳。皂刺一味，合穿山甲、路路通、王不留行、通草等之善行通络，而疏通乳管和疏乳孔，促进乳汁的排出。纵观全方，药证相符，效如桴鼓。

【加减运用】

纳少便溏者，酌加炒白术、茯苓、山药以健脾止泻；乳房胀痛甚者，酌加橘络、丝瓜络；乳房胀痛结块，局部生热，触痛者，酌加败酱草、蒲公英、赤芍以清热凉血，散结消肿。

【注意事项】

服药期间不食生冷滋腻之物。

【病案举例】

病案 1 患者，女，24 岁。2018 年 6 月 15 日就诊。诉

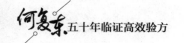

2018年6月2日顺产一男婴，产后乳汁甚少、稀薄，曾用偏方及食疗治疗数日，效果不明显。症见面色苍白，汗出，气短乏力，乳房柔软，无胀痛，挤压乳房有清稀乳汁流出，舌体胖嫩，有齿印，苔薄白，脉细。予以本方加减，水煎服。服中药5剂后，乳汁充足，婴儿吃饱且有余而愈。

病案2 患者，女，25岁。2018年8月15日就诊。诉2018年8月1日剖宫产一女婴，因琐事与家人争吵，胸中懊恼，至产后第5天，乳房胀硬而痛，乳汁不行，遂来就诊。患者乳房胀痛，可触及大小不等的硬块结节，舌红，苔薄黄，脉弦。予以本方加柴胡、黄芩、川芎水煎服。服中药3剂，乳汁通。

（王永强 朱琳琳整理）

第三章 / 常用对药

桑叶、菊花

【功效主治】

疏风清热，平肝明目。用于风热感冒，肺热燥咳，头晕头痛，目赤昏花等症。凡病在上焦、头目，与风热、肝胆热相关的病证均可使用。

【析义】

桑叶甘、苦，寒。归肺、肝经。具有疏散风热，清肺润燥，清肝明目的作用。《本草经疏》载，桑叶"甘所以益血，寒所以凉血，甘寒相会，故下气而益阴，是以能主阴虚寒热及因内热出汗。其性兼燥，故又能除脚气水肿，利大小肠，除风。经霜则兼清肃，故又能明目而止渴。发者血之余也，益血故又能长发，凉血故又止吐血。合痈口，罨穿掌，疗汤火，皆清凉补血之功也"。张寿颐指出："桑叶，以老而经霜者为佳，欲其气之全、力之厚也，故入药用冬桑叶，亦曰霜桑叶。"桑叶不但能够清热，尚有营养、止汗作用，如桑麻丸对补肝明目有良好的疗效。

菊花味甘、苦，性微寒。归肺、肝经。能疏风清热，平肝明目。《本草纲目》载，菊花"昔人谓其能除风热，益肝补阴，盖不知其尤多能益金、水二脏也，补水所以制火，益金所以平木，木平则风息，火降则热除，用治诸风头目，其旨深微"。《本草正义》："凡花皆主宣扬疏泄，独菊花则摄纳下降，能平肝火，息内风，抑木气之横逆。"两药相合，疏风清热、平肝明目之效尤著，何老常将两药配伍治疗风热感冒、目赤肿痛、肝火上炎所致眩晕等症。

【常用剂量】

桑叶 10~30g，菊花 10~15g。

黄连、龙胆草

【功效主治】

清肝泻火。治疗肝胆实火，症见易怒、暴躁、口苦、尿黄等。

【析义】

黄连苦，寒。归心、脾、胃、肝、胆、大肠经。能清热燥湿，泻火解毒。《注解伤寒论》云："苦入心，寒除热，大黄、黄连之苦，以导泻心下之虚热。""上热者泄之以苦，黄连之苦以降阳。"《汤液本草》："黄连苦燥，故入心，火就燥也，然泻心，其实泻脾也，为子能令母实，实则泻其子。治血，防风为上使，黄连为中使，地榆为下使。"

龙胆草苦，寒。归肝、胆经。能清热燥湿，泻肝胆火。黄连配以龙胆草则清肝泻火。正如朱震亨所云："黄连，去中焦湿热而泻心火，若脾胃气虚，不能转运者，则以茯苓、黄芩代之。以猪胆汁拌炒，佐以龙胆草，则大泻肝胆之火。"

何老在临床中凡见口苦、尿黄、烦闷、懊恼为肝火上炎或肝胆湿热者，常将此两味药配伍使用。

【常用剂量】

黄连 10~15g，龙胆草 15g。

黄连、吴茱萸

【功效主治】

辛开苦降，寒热平调。用于呕逆吞酸、肝脾火逆、寒热错杂之证。

【析义】

黄连苦，寒。归心、脾、胃、肝、胆、大肠经。常用于湿热痞满，呕吐吞酸。《神农本草经百种录》云："凡药能祛湿者必增热，能除热者，必不能祛湿，惟黄连能以苦燥湿，以寒除热，一举两得，莫神于此。心属火，寒胜火，则黄连宜为泻心之药，而反能补心，何也？盖苦为火之正味，乃以味补之也。若心家有邪火，则此亦能泻之，而真火反得宁，是泻之即所以补之也。"

吴茱萸辛、苦，热；小毒。归肝、胃、脾、大肠、肾经。《本草经疏》指出："凡脾胃之气，喜温而恶寒，寒则中气不能运化，或为冷实不消，或为腹内绞痛，或寒痰停积，以致气逆发咳，五脏不利。吴茱萸，辛温暖脾胃而散寒邪，则中自温、气自下，而诸证悉除。其主除湿血痹、逐风邪者，盖以风寒湿之邪，多从脾胃而入，脾胃主肌肉，为邪所侵，则腠理闭密，而寒热诸痹所从来矣，辛温走散开发，故能使风寒湿之邪，从腠理而出。中恶腹痛，亦邪恶之气干犯脾胃所致，入脾散邪，则腹痛自止矣。"

黄连与吴茱萸相合治暴注下重、呕逆吞酸、肝脾火逆之证，如左金丸治肝火痰蕴嘈杂最有效。何老在临床中应常用，认为黄连、茱萸一冷一热，一阴一阳，寒因热用，热因寒用，主辅相佐，阴阳根济，最得制方之妙，所以有成功而无偏胜之害也。临床应用可依证化裁，根据病机的需要进行变通，不必拘于左金丸药量六一之比。

【常用剂量】

黄连 10~15g，吴茱萸 3~6g。胃偏于寒，可以加大吴茱萸的量。

知母、黄柏

【功效主治】

清肾经相火。相火旺者，均可用之。

【析义】

知母苦、甘，寒。归肺、胃、肾经。有清热泻火，生津润燥的作用。知母能泻肺火而滋肾，故不仅能清实热，且可清虚热。在临床上多与黄柏同用，配入滋阴药中，如知柏地黄丸。李杲云："知母，其用有四：泻无根之肾火，疗有汗之骨蒸，止虚劳之热，滋化源之阴。仲景用此入白虎汤治不得眠者，烦躁也。烦出于肺，躁出于肾，君以石膏，佐以知母之苦寒，以清肾之源，缓以甘草、粳米，使不速下也。又凡病小便闷塞而渴者，热在上焦气分，肺中伏热，不能生水，膀胱绝其化源，宜用气薄味薄淡渗之药，以泻肺火，清肺金而滋水之化源。若热在下焦血分而不渴者，乃真水不足，膀胱干涸，乃无阴则阳无以化，法当用黄柏、知母大苦大寒之药，以补肾与膀胱，使阴气行而阳自化，小便自通。"

黄柏苦、寒，归肾、膀胱经。功效为清热燥湿，泻火解毒，能清下焦湿热。《本草纲目》载："洁古老人言，热在下焦，但治下焦，其病必愈。遂处以北方寒水所化大苦寒之药，黄柏、知母各一两，酒洗焙碾，肉桂一钱为引，熟水丸如芡子大，每服二百丸，沸汤下，少时如刀刺前阴火烧之状，溺如瀑泉涌出，床下成流，顾盼之间，肿胀消散。"两药相合能清泄肾与膀胱之热，用于治疗湿热淋证、阴虚火旺之证。正如《景岳全书·本草正·山草部》所云："古书言知母佐黄柏滋阴降火，有金水相生之义。盖谓黄柏能制膀胱、命门阴中之火，知母能消肺金，制肾水化源之火，去火可以保阴，是即所谓滋阴也。"清相火尚需要清君火，常可配合黄连，效果更佳。

【常用剂量】

知母 10~15g，黄柏 10~15g。

苍耳子、陈皮

【功效主治】

理气化痰消肿。治痄腮（腮腺炎）。

【析义】

苍耳子辛、苦，温，有毒。归肺经。能散风除湿，通鼻窍。陈皮苦、辛，温。归肺、脾经。理气健脾，燥湿化痰。痄腮病因为感受风温邪毒，主要病机为邪毒壅阻少阳经脉，与气血相搏，凝滞耳下腮部。陈皮理气，疏通壅滞，苍耳子散风除湿，解毒疗疮。

何老临证治疗痄腮，常用苍耳子、陈皮相须为用。苍耳子消除腮腺炎的肿，陈皮能消胀。苍耳子、陈皮需要用至 15~30g。

【常用剂量】

苍耳子 15~30g，陈皮 15~30g。

全蝎、蜈蚣

【功效主治】

息风镇痉，攻毒散结，通络止痛。治疗各类疼痛及过敏、痉挛性疾患，如偏头痛、三叉神经痛、支气管哮喘、湿疹等。

【析义】

全蝎，辛，平，有毒。归肝经。息风镇痉，攻毒散结，通络止痛。《本草纲目》记载："蝎，产于东方，色青属木，足厥阴经药也，故治厥阴诸病。诸风掉眩、搐搦，疟疾寒热，耳聋无闻，皆属厥阴风木。故李杲云，凡疝气、带下，皆属于风，蝎乃治风要药，俱宜加而用之。"张寿颐云："蝎乃毒虫，味辛。其能治风者，盖亦以善于走窜之故，则风淫可祛，而湿痹可利。"

蜈蚣，味辛，性温，有毒。归肝经。祛风止痉，通络止痛，攻毒散结。主惊风，癫痫，痉挛抽搐，破伤风，风湿顽痹，偏正头痛，毒蛇咬伤，疮疡，瘰疬。《医学衷中参

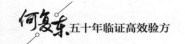

西录》："蜈蚣，走窜主力最速，内而脏腑，外而经络，凡
气血凝聚之处皆能开之。性有微毒，而转善解毒，凡一切
疮疡诸毒皆能消之。其性尤善搜风，内治肝风萌动，癫痫
眩晕，抽掣瘛疭，小儿脐风；外治经络中风，口眼㖞斜，
手足麻木。为其性能制蛇，故又治蛇症及蛇咬中毒。外敷
治疮甲（俗名鸡眼）。用时宜带头足，去之则力减，且其性
原无大毒，故不妨全用也。""有病噎膈者，服药无效，偶
思饮酒，饮尽一壶而病愈。后视壶中有大蜈蚣一条，恍悟
其病愈之由不在酒，实在酒中有蜈蚣也。盖噎膈之证，多
因血瘀上脘，为有形之阻隔，蜈蚣善于开瘀，是以能愈。
观于此，则治噎膈者，蜈蚣当为急需之品矣。"

何老将全蝎、蜈蚣两药相合，应用甚广，凡见风之病，
皆可用之，从风咳、风泄到癫痫、惊风皆可用之。

【常用剂量】

全蝎治疗面神经麻痹 5~10g，风咳 3~6g，镇痛需用至
30~45g，痛经可用蜈蚣 3 条。

薏苡仁、鸡内金

【功效主治】

健脾除湿。凡见脾虚湿盛所致纳呆、腹胀、中满、舌
苔腻者可用之。

146

【析义】

薏苡仁甘、淡,凉。归脾、胃、肺经。健脾渗湿,除痹止泻,清热排脓。《本草纲目》:"薏苡仁阳明药也,能健脾、益胃,虚则补其母,故肺痿肺痈用之。"《药品化义》:"薏米,味甘气和,清中浊品,能健脾阴,大益肠胃。主治脾虚泄泻,致成水肿,风湿筋缓,致成手足无力,不能屈伸。盖因湿胜则气败,土胜则气复,肿自消而力自生。取其入肺,滋养化源,用治上焦消渴,肺痈肠痈。又取其味厚沉下,培植下部,用治脚气肿痛,肠红崩漏。若咳血久而食少者,假以气和力缓,倍用无不效。"

鸡内金,甘,平。归脾、胃、小肠、膀胱经。健胃消食,涩精止遗。《医学衷中参西录》:"鸡内金,鸡之脾胃也。中有瓷石、铜、铁皆能消化,其善化瘀积可知……(脾胃)居中焦以升降气化,若有瘀积,气化不能升降,是以易致胀满,用鸡内金为脏器疗法。"

故薏苡仁、鸡内金相合健脾除湿之力最强,一运一化,运化结合,薏苡仁健脾渗湿,鸡内金可将湿气运化而去。薏苡仁与鸡内金尚有抗肿瘤、营养支持作用。

【常用剂量】

薏苡仁 30~60g,鸡内金 15~30g。抗肿瘤可用至 60~100g。

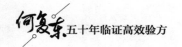

山药、石斛

【功效主治】

补脾养胃,养阴生津。主治脾胃阴伤之证,舌苔欠津,花剥。

【析义】

山药甘,平。归脾、肺、肾经。补脾养胃,生津益肺,补肾涩精。《药品化义》:"生者性凉,熟则化凉为温。"《本草求真》:山药,本属食物,古人用入汤剂,谓其补脾益气除热。然气虽温而却平,为补脾肺之阴,是以能润皮毛、长肌肉,不似黄芪性温能补肺阳,白术苦燥能补脾阳也。

石斛甘,微寒。归胃、肾经。益胃生津,滋阴清热。用于阴伤津亏,口干烦渴,食少干呕,病后虚热,目暗不明。《本草衍义》载其:"治胃中虚热。"《本草求真》:"石斛,入脾而除虚热,入肾而涩元气。但形瘦无汁,味淡难出,非经久熬,气味莫泄,故止可入平剂以治虚热。补性虽有,亦唯在人谅病轻重施用可耳。"《本草思辨录》:"石斛,为肾药、为肺药、为肠胃药……石斛得金水之专精,本经强阴二字,足赅全量。所谓阴者,非寒亦非温,用于温而温者寒,用于寒而寒者温。别录逐皮肤邪热痱气,是温者寒也;疗脚膝疼冷痹弱,是寒者温也,要不出本经除

痹、补虚二端……大凡证之恰合夫斛者，必两收除痹、补
虚之益。若专以之除痹，专以之补虚，则当弃短取长，而
制剂之有道可矣。"

何老指出，治疗胃病，大家只注重温阳，未曾重视温
阳同时可能伤阴，化湿亦会伤阴，故此两味可配合于温燥
药物之中，顾护脾胃之阴。临证对于脾胃阴伤，舌苔欠津、
花剥者，常投以山药、石斛，两者相合，滋养脾胃之阴而
无滋腻之弊。

【常用剂量】

山药 15~30g，石斛 10~30g。

黄连、黄芩

【功效主治】

清君火、相火。黄连清君火，黄芩清相火，用于上焦
热扰心脑、胸膈，心烦神不安等症。

【析义】

黄连苦，寒。入心、肝、胃、大肠经。有泻火，燥湿，
解毒，杀虫之功效。能治热盛心烦，痞满呕逆等症，尤其
善于泻心火。《珍珠囊》："泻心火，心下痞。酒炒、酒浸，
上颈已上。"《本草经集注》："黄芩、龙骨、理石为之使。"
《注解伤寒论》："苦入心，寒除热，大黄、黄连之苦，以

导泻心下之虚热。"《本草新编》指出：黄连"入心与胞络，最泻火，亦能入肝，大约同引经之药，俱能入之，而入心尤专经也……宜少用而不宜多用，可治实热而不可治虚热也。盖虚火宜补，而实火宜泻。以黄连泻火者，正治也；以肉桂治火者，从治也。故黄连、肉桂寒热实相反，似乎不可并用，而实有并用而成功者。盖黄连入心，肉桂入肾也。凡人日夜之间，必心肾两交，而后水火始得既济，水火两分，而心肾不交矣。心不交于肾，则日不能瞑，肾不交于心，则夜不能寐矣。黄连与肉桂同用，则心肾交于顷刻，又何梦之不安乎！"

黄芩苦，寒。入心、肺、胆、大肠经。具有泻实火，除湿热，止血，安胎的作用。《本草正》："枯者清上焦之火，消痰利气，定喘嗽，止失血，退往来寒热，风热湿热头痛，解瘟疫，清咽，疗肺痿肺痈、乳痈发背，尤祛肌表之热，故治斑疹、鼠瘘、疮疡、赤眼。实者凉下焦之热，能除赤痢，热蓄膀胱，五淋涩痛，大肠闭结，便血、漏血。"

黄芩与黄连相须为用，其清上焦火热之力更著，治上焦热扰心脑、胸膈，心烦神不安诸症。

【常用剂量】

黄连 15~30g，黄芩 15~30g。

芦根、白茅根

【功效主治】

清热利尿消肿。治疗水肿，两药相合，疗效确切，利小便而不伤津、不伤阴。

【析义】

芦根，甘，寒。入肺、胃经。能清热，生津，除烦，止呕。《医林纂要》谓其"能渗湿行水，疗肺痈"。《山东中药》载其可"治浮肿"。

白茅根，甘，寒。入肺、胃、心、膀胱经。能凉血止血，清热生津，利尿通淋。《神农本草经》指出白茅根"主劳伤虚羸，补中益气，除瘀血、血闭寒热，利小便"。《本草纲目》云白茅根"甘能除伏热，利小便，故能止诸血、哕逆、喘急、消渴，治黄疸水肿，乃良物也。世人因微而忽之，惟事苦寒之剂，致伤冲和之气，乌足知此哉？止吐衄诸血，伤寒哕逆，肺热喘急，水肿，黄疸，解酒毒"。《本草正义》曰："白茅根，寒凉而味甚甘……又通利小水，泄热结之水肿，导瘀热之黄疸，皆甘寒通泄之实效。"

何老在临证中常大剂量配合两药以利尿消肿，如心衰、肝硬化水肿。曾用生脉饮合二根汤治疗一例心衰，二根皆用至250g，仅服1剂，水肿尽消，有疗效确切，不宜伤正

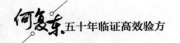

的优势，广泛应用于各种水肿病证。

【常用剂量】

芦根 100~250g，白茅根 100~250g。

生半夏、生南星

【功效主治】

散结消瘤。用于各种肿瘤，两药均需生用。

【析义】

生半夏味辛，性温，有毒。归脾、胃、肺经。能燥湿化痰、降逆止呕、消痞散结。成无己谓辛者散也，半夏之辛以散逆气，以除烦呕，辛入肺而散气，辛以散结气，辛以发声音。张元素云：半夏，热痰佐以黄芩，风痰佐以南星，寒痰佐以干姜，痰痞佐以陈皮、白术。多用则泻脾胃。《主治秘要》云，燥胃湿，化痰，益脾胃气，消肿散结，除胸中痰涎。

天南星辛，性温，有毒。入肺、肝、脾经。能祛风止痉、化痰散结。《本草汇言》云：天南星，开结闭。散风痰之药也。但其性味辛燥而烈，与半夏略同，而毒则过之。半夏之性，燥而稍缓，南星之性，燥而颇急；半夏之辛，劣而能守，南星之辛，劣而善行。若风痰湿痰，急闭涎痰，非南星不能散。《开宝本草》载其主中风，除痰，麻痹，下气，破坚积，消痈肿，利胸膈，散血堕胎。现代药理研究证实，天南星有抗肿瘤作用，鲜天南星的水提取液经醇处理的制剂，体外对 Hela 细胞有抑制作用，对小鼠实验性肿瘤如肉瘤 S180，HCA 实体型及 U14 等均有一定抑制作用，并证实 d-甘露醇可能是抗癌有效成分。

何老认为，肿瘤的形成多数痰毒蕴结，且此痰为老痰、顽痰，故需半夏、南星相须为用，方可散结消瘤，配合仙鹤草、薏苡仁效果更佳。

【常用剂量】

生半夏 15~30g，生南星 15~30g。

海藻、甘草

【功效主治】

清热解毒散结。治各种肿块硬结。

【析义】

海藻苦、咸、寒。归肺、脾、肾、肝胃经。能软坚、消痰、利水、退肿。《本草纲目》载："元素曰：海藻气味俱浓，纯阴，沉也。治瘿瘤马刀诸疮，坚而不溃者。《经》云：咸能软坚。营气不从，外为浮肿。随各引经药治之，肿无不消。成无己曰：咸味涌泄。故海藻之咸，以泄水气也。"《肘后方》载其治颔下瘰疬如梅李、颈下卒结囊，渐大欲成瘿等症。《世医得效方》用其治蛇盘瘰疬，头项交接者。《三因方》载其治石瘿、气瘿、劳瘿、土瘿、忧瘿。《本草新编》：海藻，专能消坚硬之病，盖咸能软坚也，然而单用此一味，正未能取效，随所生之病，加入引经之品，则无坚不散矣。张寿颐谓："海藻，咸苦而寒，故能软坚散结。瘿瘤结核，皆肝胆火炎、灼痰凝络所致，寒能清热，固其专长，而阴寒凝聚之结核，非其治矣。"现代药理研究证实，海藻有抗肿瘤作用。海藻中多糖 B（SFPPR，是用多糖 A 水溶液加 CPC 沉淀，盐溶，加乙醇沉淀物）和多糖 C（SFPPRR，是用多糖 B 水溶液加氯化钙沉淀，盐溶，加乙醇沉淀物）抗肿瘤试验结果，SFPPR 对小鼠 S180 和 EAC 的抑瘤率分别为 48.8% 和 38.5%；SFPPRR 抑瘤率分别为 28.8% 和 12%。

甘草甘、平。归脾、胃、心、肺经。能益气补中、缓急止痛、润肺止咳、泻火解毒、调和诸药。《药品化义》云甘草"生用凉而泻火，主散表邪，消痈肿，利咽痛，解百药毒，除胃积热，去尿管痛，此甘凉除热之力也。炙用温而补中，主脾虚滑泻，胃虚口渴，寒热咳嗽，气短困倦，劳役虚损，此甘温助脾之功也。但味厚而太甜，补药中不宜多用，恐恋膈不思食也"。《本草备要》云甘草"胡洽治痰癖，十枣汤加甘草；东垣治结核，与海藻同用；丹溪治痨瘵，莲心饮与芫花同行。"现代药理研究证实，甘草酸对大鼠腹水肝癌及小鼠艾氏腹水癌（EAC）细胞能产生形态学上的变化，还能抑制皮下移植的吉田肉瘤，其单铵盐对小鼠艾氏腹水癌及肉瘤均有抑制作用，口服也有效。

两味本为反药，但《本草纲目》指出："东垣李氏治瘰疬马刀，散肿溃坚汤，海藻、甘草两用之。盖以坚积之病，非平和之药所能取捷，必令反夺以成其功也。"何老临证亦取其相反相成之意，肿瘤特点是硬，需要软坚，海藻、甘草一对反药治疗肿瘤，软坚散结，还可以加上昆布增效。

【常用剂量】

海藻 30g，甘草 15g。

芦笋、仙鹤草

【功效主治】

抗癌消瘤。治疗各类肿瘤，具有扶正消瘤的特点。

【析义】

芦笋苦、寒。有清热泻火之功。《岭南采药录》载："嫩笋捣烂能拔腐骨。"《重庆草药》载：（芦笋）清火解热，适用于多种烧热证候。治骨蒸潮热，火牙痛，头晕，火淋等。"芦笋能抗肿瘤而不伤正，扶正祛邪，散结消瘤。

仙鹤草味苦、涩，性平。归肺、肝、脾经。能收敛止血，止痢，杀虫。《百草镜》载其"下气活血，理百病，散痞满，跌扑吐血，血崩，痢，肠风下血"。《伪药条辨》

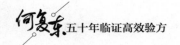五十年临证高效验方

载其"治瘰疬"。

此药对何老临证用于热毒蕴结、正气已虚的肿瘤治疗，两药相合能够散结消瘤、扶正祛邪。

【常用剂量】

芦笋 30~50g，仙鹤草 30~50g。

鳖甲、穿山甲

【功效主治】

软坚消瘤。治疗各类肿瘤。

【析义】

鳖甲，味咸，性微寒。归经肝、肾经。能滋阴清热、潜阳息风、软坚散结。《本草经疏》记载："鳖甲主消散者以其味兼乎平，平亦辛也，咸能软坚，辛能走散，故《本经》主癥瘕、坚积、寒热，去痞疾、息肉、阴蚀、痔核、恶肉。"《本草汇言》："鳖甲，……，统主厥阴血分为病，厥阴血闭邪结，渐至寒热，为癥瘕、为痞胀、为疟疾、为淋漓、为骨蒸者，咸得主之，倘阳虚胃弱，食饮不消，呕恶泄泻者，阴虚胃弱，吞咽不下，咳逆短气，升降不足息者，用此无益也。"

穿山甲咸，微寒。归肝、胃经。具有祛瘀通经、通下乳汁、消肿排脓的功效。穿山甲善于走窜，性专行散，能

156

活血散瘀、攻坚散结、通行经络，用治癥瘕痞块，配伍三棱、莪术等药同用。两药相合，软坚消瘤，还可以配合皂刺等药物。

【常用剂量】

鳖甲 30g，穿山甲 15g。

黄连、干姜

【功效主治】

寒热平调。用于胃中寒热交结而痛。

【析义】

黄连苦，寒。入心、肝、胃、大肠经。能泻火，燥湿，解毒，杀虫。《别录》："主五脏冷热，久下泄辩脓血，止消渴，大惊，除水利骨，调胃厚肠，益胆，疗口疮。"《本草新编》："止吐利吞酸，解口渴，治火眼，安心，止梦遗，定狂躁，除痞满。"朱震亨："黄连，去中焦湿热而泻心火，若脾胃气虚，不能转运者，则以茯苓，黄芩代之。以猪胆汁拌炒，佐以龙胆草，则大泻肝胆之火。下痢胃热噤口者，用黄连、人参煎汤，终日呷之，如吐再强饮，但得一呷下咽便好。"

干姜味辛，性热。归脾、胃、心、肺经。能温中散寒，回阳通脉，温肺化饮。张元素云："干姜本辛，炮之稍苦，故止而不移，所以能治里寒，非若附子行而不止也。理中汤用之者，以其回阳也。"李杲："干姜，生辛炮苦，阳也，生用逐寒邪而发表，炮则除胃冷而守中，多用之耗散元气，辛以散之，是壮火食气故也，须以生甘草缓之。辛热以散里寒，同五味子用以温肺，同人参用以温胃也。"现代药理研究证实，黄连、干姜有保护胃黏膜细胞的作用。《本草思辨录》："黄连之用，见于仲圣方者，……，或配以干姜、附于之温，或配以阿胶、鸡子黄之濡，或配以人参、甘草之补，因证制宜，所以能收苦燥之益而无苦燥之弊也。"

　　黄连、干姜之用始于仲景，寒热相配、辛开苦降，用于胃中寒热交结而痛者正能切中病机。

【常用剂量】

　　黄连 10~15g，干姜 5~10g。

（严兴海　蔡基鸿整理）

第四章 常用角药

桑叶、菊花、白蒺藜

【功效主治】

疏风清热平肝。用于风热感冒、风热头痛、肝阳头痛。

【析义】

桑叶苦、甘、寒。入肺、肝经，能疏散风热，清肝明目。桑叶轻清发散，能散风热，但作用较弱，《重庆堂随笔》："桑叶，……息内风而除头痛，止风行肠胃之泄泻，已肝热妄行之崩漏，胎前诸病，用于肝热者尤为要药。"

菊花甘、苦，微寒。入肺、肝经。疏散风热，明目，清热解毒，平肝阳。桑叶与菊花均能疏散风热，清泄肺肝，故在治疗外感风热、发热头痛及目赤肿痛等症时，两药往往相辅为用。但桑叶疏风清肺的功效较好，故治肺燥咳咳嗽，往往用桑叶而不用菊花；菊花则长于平肝阳，且能清热解毒。《珍珠囊》载菊花："养目血。"《本草纲目》："菊花，昔人谓其能除风热，益肝补阴。盖不知其尤多能益金、水二脏也，补水所以制火，益金所以平木，木平则风息，火降则热除，用治诸风头目，其旨深微。"《本草经疏》：

"菊花专制风木，故为祛风之要药。苦可泄热，甘能益血，甘可解毒，平则兼辛，故亦散结。苦入心、小肠，甘入脾、胃，平辛走肝胆，兼入肺与大肠。其主风头眩肿痛，目欲脱，泪出，皮肤死肌，恶风湿痹者，诸风掉眩皆属肝木，风药先入肝，肝开窍于目，风为阳邪，势必走上，血虚则热，热则生风，风火相搏故也。腰痛去来陶陶者，乃血虚气滞之候，苦以泄滞结，甘以益血脉，辛平以散虚热也。其除胸中烦热者，心主血，虚则病烦，阴虚则热收于内，故热在胸中，血益则阴生，阴生则烦止。苦辛能泄热，故烦热并解。安肠胃，利五脉，调四肢，利血气者，即除热祛风益血，入心、入脾、入肝之验也。生捣最治疔疮，血线疔尤为要药，疔者风火之毒也。"

白蒺藜辛、苦，微温。入肝经。平肝，疏肝，祛风，明目。临床常用于肝阳上亢、头晕眼花等症。白蒺藜具有平降肝阳的作用，与桑叶、菊花相配则清肝明目、疏风清热止痛之效更著。

【常用剂量】

桑叶 15~30g，菊花 15g，白蒺藜 30g。

桑叶、黑芝麻、何首乌

【功效主治】

滋养肝肾，乌发明目。治疗少白头及风热、热毒所致红肿疼痛。

【析义】

桑叶苦、甘，寒。入肺、肝经，能疏散风热，清肝明目。《本草经疏》："桑叶，甘所以益血，寒所以凉血，甘寒相合，故下气而益阴，是以能主阴虚寒热及因内热出汗。其性兼燥，故又能除脚气水肿，利大小肠，除风。经霜则兼清肃，故又能明目而止渴。发者血之余也，益血故又能长发，凉血故又止吐血。合痈口，罨穿掌，疗汤火，皆清凉补血之功也。"

黑芝麻甘，平。归肝、肾、大肠经。补肝肾，益精血，润肠燥。用于头晕眼花，耳鸣耳聋，须发早白，病后脱发，肠燥便秘。

何首乌苦、涩，微温。制熟则味兼甘。入肝、肾经。补肝肾，益精血。常用于血虚萎黄，眩晕，失眠，头发早白，腰膝酸软，筋骨不健等症。制首乌的补肝肾作用较为显著，又有补血作用，用于血虚萎黄、头晕目眩、头发早白、腰膝酸软等症。《开宝本草》记载："主瘰疬，消痈肿，疗头面风疮，五痔，止心痛，益血气，黑髭鬓，悦颜色，亦治妇人产后及带下诸疾。"《本草纲目》：何首乌，白者入气分，赤者入血分。肾主闭藏，肝主疏泄，此物气温味苦涩，苦补肾，温补肝，能收敛精气，所以能养血益肝，固精益肾，健筋骨，乌发，为滋补良药，不寒不燥，功在地黄、天门冬诸药之上。气血太和，则风虚、痈肿、瘰疬诸疾可知（除）矣。至于肝阴不足，眼目昏花，桑叶、黑芝麻、何首乌三味相配可滋养肝肾、乌发明目。"

【常用剂量】

桑叶 15~30g，黑芝麻 15~30g，何首乌 5~10g。

杜仲、续断、海马

【功效主治】

强腰壮骨益肾。治疗肾虚腰痛、阳痿、性功能降低。

【析义】

杜仲甘，温。入肝、肾经。补肝肾，强筋骨，安胎。肝主筋，肾主骨，肾充则骨强，肝充则筋健。杜仲可补肝肾，故有强筋骨的功效，常用于肝肾不足、腰膝酸痛乏力等症，在临床应用时，可视症情需要，或与续断配伍。《药性论》："主肾冷及腰痛，腰病人虚而身强直，风也。腰不利加而用之。"《本草经疏》："按《本经》所主腰脊痛，益精气，坚筋骨，脚中酸痛，不欲践地者，盖腰为肾之府，经曰，动摇不能，肾将惫矣。又肾藏精而主骨，肝藏血而主筋，二经虚则腰脊痛而精气乏，筋骨软而脚不能践地也。"五脏苦欲补泻解"云，肾苦燥，急食辛以润之，肝苦急，急食甘以缓之。杜仲辛甘具足，正能解肝肾之所苦，而补其不足者也。强志者，肾藏志，益肾故也。除阴下痒湿，小便余沥者，袪肾家之湿热也。益肾补肝，则精血自足，其主补中者，肝肾在下，脏中之阴也，阴足则中亦补矣。"

续断苦，微温。入肝、肾经。补肝肾，强筋骨，续伤折，治崩漏。续断补肝肾、强筋骨的功效，与杜仲相近，故在临床上用于肝肾不足、腰膝酸痛、乏力等症时两药往往同用。《本草汇言》："（续断）补续血脉之药也。大抵所断之血脉非此不续，所伤之筋骨非此不养，所滞之关节非此不利，所损之胎孕非此不安，久服常服，能益气力，有补伤生血之效，补而不滞，行而不泄，故女科、外科取用恒多也。"

海马甘，温。归肝、肾经。温肾壮阳，散结消肿。《本草新编》："海马，亦虾属也，入肾经命门，专善兴阳，功不亚于海狗，人未知也。更善堕胎，故能催生也。海马功用不亚膃肭脐，乃人尚膃肭脐不尚海马，此世人之大惑也。谁知海马不论雌雄，皆能勃兴阳道，若膃肭脐，必须用雄者始效，贵价而买，仍是赝物，何若用海马之适用哉。"中药药理研究发现，海马有性激素样作用，线纹海马的乙醇提取物，可延长正常雌小鼠的动情期，对去势鼠则可出现动情期，并使子宫及卵巢（正常小鼠）重量增加。海马（品种未注明）提取液表现雄性激素样作用，其效力较蛇床子、淫羊藿弱，但比蛤蚧强。还有延缓衰老作用，表现出此制剂的补益作用。《本草纲目》：海马，雌雄成对，其性温暖，故难产及阳虚多用之，如蛤蚧、郎君子之功也。三

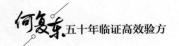

药配伍，更彰强腰壮骨益肾之效。

【常用剂量】

杜仲 15g，续断 15g，海马 5g。

生地、玄参、麦冬

【功效主治】

滋阴清热。用于血热妄行导致鼻出血、热甚津伤导致大便干结等症。症见舌质红绛，伤津，可迅速缓解。

【析义】

生地甘、苦，寒。入心、肝、肾经。清热凉血，生津。配以玄参，则滋阴降火，用治咽喉燉肿；配以麦冬，则清热生津，用以热病伤津。

玄参苦、咸，寒。入脾、胃、肾经。清热滋阴，泻火解毒。玄参能清热凉血，并有养阴生津作用，配大生地、麦冬等则滋阴增液。《本草正义》："疗胸膈心肺热邪，清膀胱肝肾热结。疗风热之咽痛，泄肝阳之目赤，止自汗盗汗，治吐血衄血。"

麦冬甘、微苦，微寒。入心、肺、胃经。清心润肺，养胃生津。麦冬为清润之品，既能润肺止咳，又能清心降火。有清热润燥滑肠之功，与玄参相似，两药常相须配合，用于热病伤津、肠燥便秘。《用药心法》谓其："补心气不足及治血妄行。"《本草新编》载："麦门冬，泻肺中之伏火，清胃中之热邪，补心气之劳伤，止血家之呕吐，益精强阴，解烦止渴，美颜色，悦肌肤，退虚热，解肺燥，定咳嗽，真可持之为君而又可借之为臣使也。但世人未知麦冬之妙用，往往少用之而不能成功为可惜也。不知麦冬必须多用，力量始大，盖火伏于肺中，烁干内液，不用麦冬之多，则火不能制矣；热炽于胃中，熬尽其阴，不用麦冬之多，则火不能息矣。更有膀胱之火，上逆于心胸，小便点滴不能出，人以为小便火闭，由于膀胱之热也，用通水之药不效，用降火之剂不效，此又何用乎？盖膀胱之气，必得上焦清肃之令行，而火乃下降，而水乃下通。夫上焦清肃之令禀于肺也，肺气热，则肺清肃之令不行，而膀胱火闭，水亦闭矣。故欲通膀胱者，必须清肺金之气，清肺之药甚多，皆有损无益，终不若麦冬清中有补，能泻膀胱之火，而又不损膀胱之气，然而少用之，亦不能成功，盖麦冬气味平寒，必多用之而始有济也。"

【常用剂量】

生地 30g，玄参 30g，麦冬 30g。

白芍、甘草、莱菔子

【功效主治】

滋阴润肠通便。用于习惯性便秘。

【析义】

白芍苦酸，凉。入肝、脾经。养血柔肝，缓中止痛，敛阴收汗。《本草别录》："通顺血脉，缓中，散恶血，逐贼血，去水气，利膀胱、大小肠，消痈肿，（治）时行寒热，中恶腹痛，腰痛。"《药性论》："治肺邪气，腹中疠痛，血气积聚，通宣脏腑拥气，治邪痛败血，主时疾骨热，强五脏，补肾气，治心腹坚胀，妇人血闭不通，消瘀血，能蚀脓。"

甘草甘、平。归脾、胃、心、肺经。能益气补中、缓急止痛、润肺止咳、泻火解毒、调和诸药。《药品化义》云甘草"生用凉而泻火，主散表邪，消痈肿，利咽痛，解百药毒，除胃积热，去尿管痛，此甘凉除热之力也。炙用温而补中，主脾虚滑泻，胃虚口渴，寒热咳嗽，气短困倦，劳役虚损，此甘温助脾之功也。但味厚而太甜，补药中不宜多用，恐恋膈不思食也"。《本草备要》云甘草"胡洽治痰癖，十枣汤加甘草；东垣治结核，与海藻同用；丹溪治痨瘵，莲心饮与芫花同行。"

莱菔子辛、甘、平。归肺、脾、胃经。消食除胀，降气化痰。《滇南本草》："下气宽中，消膨胀，降痰，定吼喘，攻肠胃积滞，治痞块、单腹疼。"《本草纲目》："下气定喘，治痰，消食，除胀，利大小便，止气痛，下痢后重，发疮疹。"《寿域神方》："治风秘气秘：萝卜子（炒）一合，擂水，和皂荚末二钱服。" 《医学衷中参西录》云：

"莱菔子，无论或生或炒，皆能顺气开郁，消胀除满，此乃化气之品，非破气之品。盖凡理气之药，单服久服，未有不伤气者，而莱菔子炒熟为末，每饭后移时服钱许，借以消食顺气，转不伤气，因其能多进饮食，气分自得其养也。若用以除满开郁，而以参、芪、术诸药佐之，虽多服久服，亦何至伤气分乎。"芍药甘草汤大剂量使用有润肠通便作用，加之莱菔子理气消痰，能达到通便而不伤津、不伤正之效。

【常用剂量】

白芍 60~240g，甘草 20~30g，莱菔子 30g。

山药、薏苡仁、鸡内金

【功效主治】

滋阴健脾化湿。久病脾胃虚弱，苔腻，湿不化，胃纳欠佳。

【析义】

山药性味甘，平。入肺、脾、肾经。健脾，补肺，固肾，益精。《圣济总录》记载山芋丸："治脾胃虚弱，不思饮食。"《药品化义》载山药："温补而不骤，微香而不燥，循循有调肺之功，治肺虚久嗽，何其稳当。因其味甘气香，用之助脾，治脾虚腹泻，怠惰嗜卧，四肢困倦。又取其甘则补阳，以能补中益气，温养肌肉，为肺脾二脏要药。土旺生金，金盛生水，功用相仍，故六味丸中用之治肾虚腰痛，滑精梦遗，虚怯阳痿。但性缓力微，剂宜倍用。"

薏苡仁甘、淡，凉。归脾、胃、肺经。健脾渗湿，除痹止泻，清热排脓。《本草纲目》载薏苡仁："阳明药也，能健脾、益胃，虚则补其母，故肺痿肺痈用之。筋骨之病，以治阳明为本，故拘挛筋急，风痹者用之。土能胜水除湿，故泄痢水肿用之。按古方小续命汤注云，中风筋急拘挛，语迟，脉弦者，加薏苡仁，亦扶脾抑肝之义。又《后汉书》云，马援在交趾，尝饵薏苡实，云能轻身省欲，以胜瘴气也。又张师正《倦游录》云，辛稼轩忽患疝疾，重坠，大如杯，一道人教以薏珠用东壁黄土炒过，水煮为膏服，数服即消。程沙随病此，稼轩授之，亦效。《本经》薏苡乃上品养心药，故有此功。"《本草新编》载薏仁："最善利水，不至损耗真阴之气，凡湿盛在下身者，最宜用之，视病之轻重，准用药之多寡，则阴阳不伤，而湿病易去。故凡遇水湿之症，用薏仁一、二两为君，而佐之健脾祛湿之味，未有不速于奏效者也，倘薄其气味之平和而轻用之，无益也。"

鸡内金甘，平。入脾、胃经。消积滞，健脾胃。《医学衷中参西录》载："鸡内金，鸡之脾胃也。中有瓷石、铜、铁皆能消化，其善化瘀积可知……（脾胃）居中焦以升降气化，若有瘀积，气化不能升降，是以易致胀满，用鸡内金为脏器疗法。若再与白术等分并用，为消化瘀积之要药，更为健补脾胃之妙品，脾胃健壮，益能运化药力以消积也。不但能消脾胃之积，无论脏腑何处有积，鸡内金皆能消之，是以男子痃癖，女子癥瘕，久久服之，皆能治愈。又凡虚劳之证，其经络多瘀滞，加鸡内金于滋补药中，以化其绎络之疾滞，而病始可愈。至以治室女月信一次未见者，尤为要药。盖以能助归、芍以通经，又能助健补脾胃之药，多进饮食以生血也。"三味相合养脾胃之阴、养脾胃之津，调节肠道微生态。对舌苔厚腻不化有独特作用。

【常用剂量】

山药 30g，薏苡仁 60g，鸡内金 30g。

山药、薏苡仁、砂仁

【功效主治】

健脾散寒祛湿。用于脾虚兼寒湿，对脾阴、胃津受伤，脾胃偏于虚寒，久病、消耗性疾病用之效佳。

【析义】

山药性味甘，平。入肺、脾、肾经。健脾，补肺，固肾，益精。《本草纲目》："益肾气，健脾胃，止泄痢，化痰涎，润皮毛。"《本草正》："山药，能健脾补虚，滋精固肾，治诸虚百损，疗五劳七伤。第其气轻性缓，非堪专任，故补脾肺必主参、术，补肾水必君萸、地，涩带浊须破故同研，固遗泄仗菟丝相济。诸丸固本丸药，亦宜捣末为糊。总之性味柔弱，但可用力佐使。"

薏苡仁甘、淡，凉。归脾、胃、肺经。健脾渗湿，除痹止泻，清热排脓。《本草述》："薏苡仁，除湿而不如二术助燥，清热而不如芩、连辈损阴，益气而不如参、术辈犹滋湿热，诚为益中气要药。然其味淡，其力缓，如不合群以济，厚集以投，冀其奏的然之效也能乎哉？"

砂仁辛，温。归脾、胃、肾经。化湿开胃，温脾止泻，理气安胎。《本草汇言》："砂仁，温中和气之药也。若上焦之气梗逆而不下，下焦之气抑遏而不上，中焦之气凝聚而不舒，用砂仁治之，奏效最捷。然古方多用以安胎何也？盖气结则痛，气逆则胎动不安，此药辛香而窜，温而不烈，利而不削，和而不争，通畅三焦，温行六腑，暖肺醒脾，养胃养肾，疏达肝胆不顺不平之气，所以善安胎也。沈则施曰，砂仁温辛香散，止呕通膈，达上气也；安胎消胀，达中气也；止泻痢、定奔豚，达下气也。与木香同用，治气病尤速。"《药品化义》："砂仁，辛散苦降，气味俱厚。主散结导滞，行气下气，取其香气能和五脏，随所引药通行诸经。若呕吐恶心，寒湿冷泻，腹中虚痛，以此温中调气；若脾虚饱闷，宿食不消，酒毒伤胃，以此散滞化气；若胎气腹痛，恶阻食少，胎胀不安，以此运行和气。"三药配伍，阴阳兼顾，养阴、生津、暖胃同时并举。

【常用剂量】

山药 30g，薏苡仁 60g，砂仁 10g。

白芷、苍耳子、辛夷

【功效主治】

辛散通窍，治各种鼻部疾患。

【析义】

白芷辛，温。归胃、大肠、肺经。散风除湿，通窍止痛，消肿排脓。《疡医大全》："治鼻渊用辛夷、防风、白芷各八分，苍耳子一钱二分，川芎五分，北细辛七分，甘草三分。李杲：白芷，疗风通用，其气芳香，能通九窍，表汗不可缺也。王好古：白芷同辛夷、细辛用治鼻病，入内托散用长肌肉，则入阳明可知矣。"《本草经百种录》："凡驱风之药，未有不枯耗精液者，白芷极香，能驱风燥湿，其质又极滑润，能和利血脉，而不枯耗，用之则有利无害者也。盖古人用药，既知药性之所长，又度药性之所短，而后相人之气血，病之标本，参合研求，以定取舍，故能有显效而无隐害，此学者之所殚心也。"

苍耳子辛、苦，温；有毒。归肺经。能散风除湿，通鼻窍。《本草正》："治鼻渊。"《要药分剂》："治鼻息。"《济生方》苍耳散治鼻流浊涕不止。《本草正义》载苍耳子："温和疏达，流利关节，宣通脉络，遍及孔窍肌肤而不偏干燥烈，乃主治风、寒、湿三气痹着之最有力而驯良者。又独能上达巅顶，疏通脑户之风寒，为头风病之要药。而无辛香走窜，升泄过度，耗散正气之虑。以视细辛、羌活等味，功用近似，而异其态度；即例以川芎、白芷等物之以气为胜者，犹难同日而语，但和缓有余，恐未易克日奏功耳。"

辛夷性味辛，温。归肺、胃经。散风寒，通鼻窍。用于风寒头痛，鼻塞，鼻渊，鼻流浊涕。《本草纲目》："鼻渊、鼻鼽、鼻窒、鼻疮及痘后鼻疮，并用研末，入麝香少许，葱白蘸入数次。"《疡医大全》："治鼻漏。"现代中药药理研究证实，辛夷具有局部收敛、刺激和麻醉作用。《本草纲目》："肺开窍于鼻，而阳明胃脉环鼻而上行，脑为元神之府，鼻为命门之窍；人之中气不足，清阳不升，则头为之倾，九窍为之不利。辛夷之辛温走气而入肺，能助胃中清阳上行通于天，所以能温中治头面目鼻之病。"

【常用剂量】

白芷 15g，苍耳子 9g，辛夷 9g。

桂枝、干姜、五味子

【功效主治】

温化寒饮。对肺寒引起的咳嗽，鼻部、肺部疾病有良好作用。

【析义】

桂枝辛、甘，温。归心、肺、膀胱经。能发汗解肌，温通经脉，助阳化气，平冲降气。桂枝性温，善通阳气，能化阴寒，善治阴寒遏阻阳气，津液不能输布，因而水湿停滞形成痰饮的病证。《本经疏证》："凡药须究其体用，桂枝能利关节，温经通脉，此其体也。"《素问·阴阳应象大论》曰："味厚则泄，气厚则发热，辛以散结，甘可补虚。故能调和腠理，下气散逆，止痛除烦，此其用也。盖其用之之道有六：曰和营，曰通阳，曰利水，曰下气，曰行瘀，曰补中。其功之最大，施之最广，无如桂枝汤，则和营其首功也。"曹家达："寒湿凝迋于肌肉，阳气不达于外，仲师因立桂枝汤方，以扶脾阳而达营分之郁。盖孙络满布腠理，寒郁于肌，孙络为之不通，非得阳气以通之，营分中余液必不能蒸化而成汗，桂枝之开发脾阳其本能也。但失此不治，湿邪内窜关节，则病历节；或窜入孙络而为痛，按之不知其处，俗名寒湿流筋。其郁塞牵涉肝脏，二证皆宜桂枝。"

干姜辛、热。归脾、胃、肾、心、肺经。干姜温中散寒，回阳通脉，燥湿消痰。《日华子本草》："消痰下气，治转筋吐泻，腹藏冷，反胃干呕，瘀血，扑损，止鼻洪，解冷热毒，开胃，消宿食。"《本草正》：下元虚冷，而为腹疼泻痢，专宜温补者，当以干姜炒黄用之。若产后虚热，

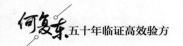

虚火盛而唾血、痢血者，炒焦用之。若炒至黑炭，已失姜
性矣。其亦用以止血者，用其黑涩之性已耳。若阴盛格阳、
火不归元及阳虚不能摄血，而为吐血、衄血、下血者，但
宜炒熟留性用之，最为止血之要药。

五味子酸，温。入肺、肾经。敛肺滋肾，生津敛汗，
涩精止泻。五味子味酸收敛，性温而不热不燥，临床上常
用它敛肺、止汗、涩精、止泻，都是取它收涩的功效，故
凡表邪未解而有实热者，不宜应用。至于素有寒饮，而又
外感风寒，出现咳嗽喘急、痰多稀薄等症，可用本品与温
肺散寒的干姜、细辛等配伍，一收一散，一方面可防肺气
耗散太过，一方面又可防止敛肺遏邪的弊害。《神农本草
经》："主益气，咳逆上气，劳伤羸瘦，补不足，强阴，益
男子精。"三味相合温化寒饮，散中有收实合小青龙汤
之意。

【常用剂量】

桂枝 15~30g，干姜 5g，五味子 15~30g。

金荞麦、老鹳草、白毛夏枯草

【功效主治】

清热解毒，止咳化痰。治疗各类呼吸道感染性疾病证
属痰热郁肺者。

【析义】

金荞麦性凉，味涩、微辛。清热解毒。清肺排痰，排脓消肿，祛风化湿。中药药理研究证实，金荞麦对金黄色葡萄球菌、肺炎链球菌、大肠杆菌、绿脓杆菌均有抑制作用。

老鹳草辛、苦，平。归肝、肾、脾经。祛风湿，通经络，止泻利。现代中药药理研究证实，其具有抗菌、抗病毒作用。

白毛夏枯草性味苦、甘，寒。《本草再新》："入肺经。"止咳化痰，清热，凉血，消肿，解毒。《纲目拾遗》载其"治肺痿"。《湖南药物志》载其"治疗慢性气管炎"。《福建中草药》谓其"清热泻火，消肿解毒。治痢疾，白喉，喉炎，扁桃腺炎，婴儿头面湿疹，疔疮，牙痛，牙痛，乳痈，狂犬咬伤"。三味药均具有清热解毒排脓利肺之效，对于呼吸道感染热象显者尤为适宜。

【常用剂量】

金荞麦 30g，老鹳草 30g，白毛夏枯草 30g。

麻黄、附子、细辛

【功效主治】

温阳解表，治疗各种过敏病证。

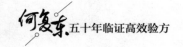

【析义】

麻黄辛、微苦，温。归肺、膀胱经。发汗散寒，宣肺平喘，利水消肿。用于风寒感冒，胸闷喘咳，风水浮肿，支气管哮喘等症。《本草正义》："麻黄轻清上浮，专疏肺郁，宣泄气机，是为治感第一要药，虽曰解表，实为开肺，虽曰散寒，实为泄邪，风寒固得之而外散，即温热亦无不赖之以宣通。观于《本草经》主中风伤寒，去邪热气，除寒热之说，及后人并治风热斑疹，热痹不仁，温疟岚瘴，其旨可见。且仲景麻黄汤之专主太阳病寒伤营者，以麻黄与桂枝并行，乃为散寒之用，若不与桂枝同行，即不专主散寒发汗矣。抑麻黄之泄肺，亦不独疏散外来之邪也，苟为肺气郁窒，治节无权，即当借其轻扬，以开痹着，如仲景甘草麻黄汤之治里水黄肿，《千金》麻黄醇酒汤之治表热黄疸，后人以麻黄治水肿气喘，小便不利诸法，虽曰皆取解表，然以开在内之闭塞，非以逐在外之感邪也。又凡寒邪郁肺。而鼻塞音哑：热邪窒肺，而为浊涕鼻渊；水饮渍肺，而为面浮喘促；火气灼肺，而为气热息粗，以及燥火内燔，新凉外束，干咳嗌燥等证，无不恃以为疏达肺金，保全清肃之要务，较之杏、贝苦降，桑皮、杷叶等之遏抑闭塞者，功罪大是不侔。"

附子辛、甘，大热，有毒。《本草经解》载其"入足厥阴肝经、足少阴肾经、手太阴肺经"。能回阳救逆，补火助阳，逐风寒湿邪。《神农本草经》："主风寒咳逆邪气，温中，金疮，破癥坚积聚，血瘕，寒湿踒躄，拘挛膝痛，不能行步。"《伤寒蕴要》："附子，乃阴证要药，凡伤寒传变三阴及中寒夹阴，虽身大热而脉沉者必用之，或厥冷腹痛，脉沉细，甚则唇青囊缩者，急须用之，有退阴回阳之力，起死回生之功。近世阴证伤寒，往往疑似不敢用附子，直待阴极阳竭而用之已迟矣。且夹阴伤寒，内外皆阴，阳气顿衰，必须急用人参健脉以益其原，佐以附子，温经散寒，舍此不用，将何以救之。"虞抟："附子禀雄壮之质，有斩关夺将之气，能引补气药行十二经，以追复散失之元阳；引补血药入血分，以滋养不足之真阴；引发散药开腠理，以驱逐在表之风寒；引温暖药达下焦，以祛除在里之冷湿。"

细辛辛，温。《本草经疏》："入手少阴、太阳。"能祛风散寒，通窍止痛，温肺化饮。用于风寒感冒，头痛，牙痛，鼻塞鼻渊，风湿痹痛，痰饮喘咳。对于外感风寒、阴寒里盛的病证，亦可应用，须配合麻黄、附子等同用。"《药性论》载其"治咳逆上气，恶风，风头，手足拘急，安五脏六腑，添胆气，去皮风湿痹，能止眼风泪下，明目，开胸中滞，除齿痛，主血闭，妇人血沥腰痛"。《日华子本草》"治咳，消死肌疮肉，胸中结聚"。《本草纲目》载："细辛，辛温能散，故诸风寒风湿头痛、痰饮、胸中滞气、惊痫者，宜用之。口疮、喉痹、䘌齿诸病用之者，取其能散浮热，亦火郁则发之之义也。辛能泄肺，故风寒咳嗽上

气者宜用之。辛能补肝，故胆气不足，惊痫、眼目诸病宜
用之。辛能润燥，故通少阴及耳窍，便涩者宜用之。"《本
草经疏》曰："细辛，风药也。风性升，升则上行，辛则横
走，温则发散，故主咳逆，头痛脑动，百节拘挛，风湿痹
痛，死肌。盖痹及死肌，皆是感地之湿气，或兼风寒所成，
风能除湿，温能散寒，辛能开窍，故疗如上诸风寒湿疾也。
《别录》又谓温中下气，破痰开胸中，除喉痹齆鼻，下乳
结，汗不出，血不行，益肝胆，通精气，皆升发辛散，开
通诸窍之功也，其曰久服明目，利九窍，必无是理，盖辛
散升发之药，岂可久服哉。"

现代药理研究表明，麻黄含有生物碱，可以抗过敏、抗
菌、抗病毒、抗肾衰，能稳定肥大细胞膜，拮抗炎性介质。
附片含有去甲乌头碱等40多种生物碱，可以增加吞噬细胞的
吞噬功能，提高机体非特异性免疫功能，参与机体特异性免
疫机制，促进下丘脑-垂体-肾上腺-胸腺轴的功能。细辛含
有挥发油、消旋去甲乌头碱等，能抑制炎症介质释放，抗过
敏、抗变态反应，对细胞免疫、体液免疫都有明显的抑制作
用，增加肾上腺皮质功能。三种药物配合作用不仅可以抗
炎、镇咳、解痉，还可以促进下丘脑-垂体-肾上腺的功能，
作用类似肾上腺皮质激素，但无激素副作用。

【常用剂量】

麻黄10~15g、附子9g、细辛9g。60岁以上男性慎用，
防止诱发暂时性癃闭。用苏叶替代麻黄，或者同时配合石

韦 30g。

黄柏、茵陈、山栀子

【功效主治】

清利湿热。黄疸，小便赤黄如浓茶、热有腥味，尿道炎症者可用之。

【析义】

黄柏苦，寒。归肾、膀胱经。清热燥湿，泻火除蒸，解毒疗疮。黄柏滋阴降火。用于阴虚火旺，盗汗骨蒸。疗黄疸合栀子、茵陈。黄柏抗菌有效成分为小檗碱。体外试验对金黄色葡萄球菌、肺炎球菌、白喉杆菌、草绿色链球菌、痢疾杆菌（宋内氏除外）等均有效。李杲曰："黄柏、苍术，乃治痿要药，凡祛下焦湿热作肿及痛，并膀胱有火邪，并小便不利及黄涩者，并用酒洗黄柏，知母为君，茯苓，泽泻为佐。"朱震亨曰："黄柏，走至阴，有泻火补阴之功，非阴中之火，不可用也。""得知母滋阴降火，得苍术除湿清热。"《汤液本草》："黄柏，足少阴剂，肾苦燥，故肾停湿也，栀子、黄芩入肺，黄连入心，黄柏入肾，燥湿所归，各从其类也。《活人书》解毒汤，上下内外通治之。"

茵陈苦、辛，微寒。归脾、胃、肝、胆经。清湿热，退黄疸。用于湿热熏蒸而发生黄疸的病证，可单用一味，大剂量煎汤内服；亦可配合大黄、栀子等同用。若小便不利显著者，又可与泽泻、猪苓等配伍。本品退黄疸之效甚佳，故除用于湿热黄疸之外，对于因受寒湿或素体阳虚发生的阴黄病证，也可应用。但须配合温中祛寒之品如附子、干姜等药同用，以奏除阴寒而退黄疸的作用。山栀子苦，寒。《药品化义》："入肺、胃、肝、胆、三焦、胞络六经。"能泻火除烦，清热利尿，凉血解毒。现代药理研究证实，其具有利胆作用。《广西中草药》载其"治湿热黄疸：山栀四钱，鸡骨草、田基黄各一两。水煎，日分三次服"。《本草经疏》："栀子，清少阴之热，则五内邪气自去，胃中热气亦除。面赤酒疱齄鼻者，肺热之候也，肺主清肃，酒热客之，即见是证，于开窍之所延及于面也，肺得苦寒之气，则酒热自除而面鼻赤色皆退矣。其主赤白癞疮疡者，即诸痛痒疮疡皆属心火之谓。疗目赤热痛，及胸、心、大小肠大热，心中烦闷者，总除心、肺二经之火热也。此药味苦气寒，泻一切有余之火，故能主如上诸证。"《本草正》："栀子，若用佐使，治有不同：加茵陈除湿热黄疸，加豆豉除心火烦躁，加厚朴、枳实可除烦满，加生姜、陈皮可除呕哕，同元胡破热滞瘀血腹痛。"《本草通玄》："仲景多用栀子茵陈，取其利小便而蠲湿热也。古方治心痛，每用栀子，此为火气上逆，不得下降者设也。（若）泥丹溪之说，不分寒热，通用栀子，属寒者何以堪之。"三味共用，奏清热利湿之效。

【常用剂量】

黄柏 15g，茵陈 30g，山栀子 15g。

天麻、钩藤、石决明

【功效主治】

平肝潜阳息风。用于各种头痛、自主神经功能紊乱。

【析义】

天麻甘，平。归肝经。平肝息风止痉。《圣济总录》载："天麻丸治偏正头痛，首风攻注，眼目肿疼昏暗，头目旋运，起坐不能。"《普济方》载："天麻丸能消风化痰，清利头目，宽胸利膈，治心忪烦闷，头晕欲倒，项急，肩背拘倦，神昏多睡，肢节烦痛，皮肤瘙痒，偏正头痛，鼻齆，面目虚浮。"《本草汇言》载其"主头风，头痛，头晕虚旋，癫痫强痉，四肢挛急，语言不顺，一切中风，风痰"。现代药理研究证实，天麻具有镇静作用。《本草衍义》载："天麻，用根，须别药相佐使，然后见其功，仍须加而用之，人或蜜渍为果，或蒸煮食，用天麻者，深思之则得矣。"李杲曰："肝虚不足者，宜天麻、川芎劳以补之。其用有四：疗大人风热头痛，小儿风痫惊悸，诸风麻痹不仁，风热语言不遂。"《本草纲目》载："天麻，乃肝经气分之药。《素问》云，诸风掉眩，皆属于肝。故天麻入厥阴之经而治诸病。按罗天益云：眼黑头旋，风虚内作，非天麻不能治。天麻乃定风草，故为治风之神药。"

钩藤甘，凉。归肝、心包经。能清热平肝，息风定惊。现代药理研究证实，钩藤有镇静、降压作用。《本草纲目》载："钩藤，手、足厥阴药也。足厥阴主风，手厥阴主火，惊痫眩晕，皆肝风相火之病，钩藤通心包于肝木，风静火熄，则诸症自除。"《本草汇言》："钩藤，祛风化痰，定惊痫，安客忤，攻痘瘄之药也。钱仲阳先生曰：钩藤，温、平、无毒，婴科珍之。其性捷利，祛风痰，开气闭，安惊痫于仓忙顷刻之际，同麻、桂发内伏之寒，同芩、连解酷烈之暑，同前、葛祛在表之邪，同查、朴消久滞之食，同鼠粘、桔梗、羌、防、紫草茸发痘瘄之隐约不现也，祛风邪而不燥，至中至和之品。但久煎便无力，俟他药煎熟十余沸，投入即起，颇得力也。去梗纯用嫩钩，功力十倍。"

石决明咸，寒。归肝经。能平肝潜阳，清肝明目。有清热、镇静、降血压、抑交感神经的作用。《要药分剂》：石决明大补肝阴，肝经不足者，断不可少。《医学衷中参西录》："石决明味微咸，性微凉，为凉肝镇肝之要药。肝开窍于目，是以其性善明目。研细水飞作敷药，能治目外障；作丸、散内服，能消目内障。为其能凉肝，兼能镇肝，故善治脑中充血作疼作眩晕，因此证多系肝气、肝火夹血上冲也。三药合用有镇肝、平肝、舒肝之效，何老临证常将三味用于各种神经、精神系统疾患。

【常用剂量】

天麻 15g，钩藤 30g，石决明 30g。

僵蚕、全蝎、蜈蚣

【功效主治】

疏风通络止痛。用于各种剧烈疼痛，头痛、三叉神经痛、心绞痛、痛经。祛风平肝，治疗面神经麻痹，各种神经痛。

【析义】

僵蚕咸、辛，平。归肝、肺、胃经。祛风定惊，化痰散结。常用于惊风抽搐，咽喉肿痛，皮肤瘙痒，颌下淋巴结炎，面神经麻痹。

全蝎辛、平，有毒。归肝经。息风镇痉，攻毒散结，通络止痛。张寿颐认为："蝎乃毒虫，味辛。其能治风者，盖亦以善于走窜之故，则风淫可祛，而湿痹可利。若内动之风，宜静不宜动，似非此大毒之虫所可妄试。然古人恒用以治大人风涎、小儿惊痫者，良以内风暴动，及幼科风痫，皆夹痰浊上升，必降气开痰，始可暂平其焰。观古方多用蝎尾，盖以此虫之力，全在于尾，性情下行，且药肆中此物皆以盐渍，则盐亦润下，正与气血上菀之病情针锋相对。入煎剂轻者三尾，重用至四、五尾，亦有入丸散用者，则可较多。"

蜈蚣辛、温，有毒。归肝经。息风镇痉，攻毒散结，通络止痛。《本草纲目》："按杨士瀛《直指方》云，蜈蚣有毒，惟风气暴烈者可以当之，风气暴烈，非蜈蚣能截能擒，亦不易止，但贵药病相当耳。设或过剂，以蚯蚓、桑皮解之。又云，瘭疮一名蛇瘴，蛮烟瘴雨之乡，多毒蛇气，人有不服水土风气，而感触之者，数月以还，必发蛇瘴，惟赤足蜈蚣，最能伏蛇为上药，白芷次之。然蜈蚣又治痔漏、便毒、丹毒等病，并陆羽《茶经》载《枕中方》治瘭病一法，则蜈蚣自能除风攻毒，不独治蛇毒而已也。"三味合用，其疏风通络止痛之效更著。

【常用剂量】

僵蚕 10g，全蝎 5~30g，蜈蚣 1~3 条。

全蝎、蜈蚣、乌梢蛇

【功效主治】

搜风通络止痛。用于各种神经痛、关节痛。

【析义】

全蝎辛，平；有毒。归肝经。息风镇痉，攻毒散结，通络止痛。《仁斋直指方》载其"治风淫湿痹，手足不举，筋节挛疼：先与通关，次以全蝎七个，瓦炒，入麝香一字，研匀，酒三盏，空心调服"。《王楸药解》记录其有"穿筋透骨，逐湿除风"。

　　蜈蚣辛，温；有毒。归肝经。具有息风镇痉、攻毒散结、通络止痛之效。《医学衷中参西录》："蜈蚣，走窜主力最速，内而脏腑，外而经络，凡气血凝聚之处皆能开之。性有微毒，而转善解毒，凡一切疮疡诸毒皆能消之。其性尤善搜风，内治肝风萌动，癫痫眩晕，抽掣瘛疭，小儿脐风；外治经络中风，口眼㖞斜，手足麻木。为其性能制蛇，故又治蛇症及蛇咬中毒。外敷治疮甲（俗名鸡眼）。用时宜带头足，去之则力减，且其性原无大毒，故不妨全用也。""有病噎膈者，服药无效，偶思饮酒，饮尽一壶而病愈。后视壶中有大蜈蚣一条，恍悟其病愈之由不在酒，实在酒中有蜈蚣也。盖噎膈之证，多因血瘀上脘，为有形之阻隔，蜈蚣善于开瘀，是以能愈。观于此，则治噎膈者，蜈蚣当为急需之品矣。"

　　乌梢蛇甘，平。归肝经。擅于祛风，通络，止痉。常用于风湿顽痹，麻木拘挛，中风口眼㖞斜，半身不遂，抽搐痉挛，破伤风，麻风疥癣，瘰疬恶疮。三味合用搜风通络止痛，广泛用于各种神经痛、关节痛。

【常用剂量】

　　全蝎 5~30g，蜈蚣 1~3 条，乌梢蛇 15~30g。

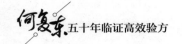

山慈菇、猫爪草、夏枯草

【功效主治】

清热解毒，散结消瘤。用于抗肿瘤、散结。

【析义】

山慈菇味甘、微辛；性寒。清热解毒。主痈肿疮毒。《本草纲目》："主疔肿，攻毒破皮。解诸毒，蛇虫、狂犬伤。"

猫爪草甘、辛，温。归肝、肺经。散结，消肿。常用于瘰疬未溃、淋巴结结核。

夏枯草辛、苦，寒。归肝、胆经。清火，明目，散结，消肿。常用于瘰疬痰核，多由肝气郁结，久而化火，痰火结郁而成。夏枯草能清肝火、散郁结，为治疗瘰疬、结核属于痰火者的一味常用药物，长期服用有一定效果，临床常配合玄参、贝母、连翘、牡蛎、昆布等。治疗肝经病证，常配以玄参、贝母、牡蛎等品。近年来临床上又用于肿瘤。《本草求真》："夏枯草，辛苦微寒。按书所论治功，多言散结解热，能愈一切瘰疬湿痹、目珠夜痛等症，似得以寒清热之义矣。何书又言气禀纯阳，及补肝血，得毋自相矛盾乎？讵知气虽寒而味则辛，凡结得辛则散，其气虽寒犹温，故云能以补血也。是以一切热郁肝经等证，得此治无不效，以其得藉解散之功耳。若属内火，治不宜用。"《本草正义》云："夏枯草之性，《本经》本言苦辛，并无寒字，孙氏问经堂本可证。而自《千金》以后，皆加一寒字于辛字之下，然此草夏至自枯，故得此名。丹溪谓其禀纯阳之气，得阴气而即死，观其主瘰疬，破癥散结，脚肿湿痹，皆以宣通泄化见长，必具有温和之气，方能消释坚凝，疏通窒滞，不当有寒凉之作用。石顽《逢原》改为苦辛温，自有至理，苦能泄降，辛能疏化，温能流通，善于宣泄肝胆木火之郁窒，而顺利气血之运行。凡凝痰结气，风寒痹着，皆其专职。"何老临证，常将三味作为角药配合用于各类肿瘤。

【常用剂量】

山慈菇 15~30g，猫爪草 15~30g，夏枯草 15~30g。

玄参、贝母、夏枯草

【功效主治】

凉血滋阴，清热散结。用于消瘰疬。

【析义】

玄参甘、苦、咸，微寒。《雷公炮制药性解》："入心、肺、肾三经。"凉血滋阴，泻火解毒。《药性论》载其"能治暴结热，主热风头痛，伤寒劳复，散瘤瘿瘰疬病。"张元素曰："玄参，乃枢机之剂，管领诸气上下，肃清而不浊，风药中多用之。故《活人书》玄参升麻汤，治汗下吐后毒不散，则知为肃清枢机之剂。以此论之，治空中氤氲之气，无根之火，以玄参为圣药。"《本草纲目》载："肾水受伤，真阴失守，孤阳无根，发为火病，法宜壮水以制火，故玄参与地黄同功。其消瘰疬亦是散火，刘守真言结核是火病。"《本草正》载："玄参，此物味苦而甘，苦能清火，甘能滋阴，以其味甘，故降性亦缓。《本草》言其惟入肾经，而不知其尤走肺脏，故能退无根浮游之火，散周身痰结热痈。"《药品化义》载："戴人谓肾本寒，虚则热。如纵欲耗精，真阴亏损，致虚火上炎，以玄参滋阴抑火。凡头疼、热毒、耳鸣、咽痛、喉风、瘰疬、伤寒阳毒、心下懊憹，皆无根浮游之火为患，此有清上澈下之功。凡治肾虚，大有分别，肾之经虚则寒而湿，宜温补之；肾之脏虚则热而燥，宜凉补之；独此凉润滋肾，功胜知、柏，特为肾脏君药。"

　　浙贝母苦，寒。归肺、心经。清热散结，化痰止咳，用于风热犯肺，痰火咳嗽，肺痈，乳痈，瘰疬，疮毒。《山东中草药手册》载其"治痈毒肿痛：浙贝母、连翘各三钱，金银花六钱，蒲公英八钱，水煎服"。《本草正义》载："象贝母苦寒泄降，而能散结。《本经》主伤寒烦热、淋漓邪气；《别录》止烦、热、渴、出汗，皆泄降除热也。疝瘕以热结而言，泄热散结，故能治之。喉痹，热之结于上者也。乳难之乳，即孳乳之乳，指产难也，贝母滑降，且能散结，故催生而治产难。甄权《药性论》谓贝母作末酒服，治产难及胞衣不出；近人保生无忧散一方，为催生保产灵药，内有贝母，程钟龄释之谓贝母滑润，义皆本此。而注《本经》者仅以为下乳汁，恐非真旨。主金疮者，苦降清热之功也，不仅可以内服，亦可外作掺药。后人以象贝通治阳证痈疡，消肿退热，殊有捷效，亦本于此。主风痉者，苦寒清热，泄降定风之功也，《别录》疗腹中结实、心下满，皆指邪热窒塞之证，苦泄散结，皆能主之。洗洗恶风寒者，风寒外袭于皮毛，内合于肺，象贝清泄肺气而辛能疏散，其效可知。目眩为肝阳上乘，项直为风邪外感，苦降泄风，辛泄疏散，治之宜也。咳嗽上气，又痰热之侵肺，苦泄清金而又降逆之功用也。""象贝母，味苦而性寒，然含有辛散之气，故能除热，能泄降，又能散结。今人乃以通治风热、温热、时气热邪，则寒能胜热，辛能散邪也。主郁气痰核等症，则辛散苦泄，开结散郁也。催生下乳，又其泄降之余义。至于治疸、治疡、清喉咽，主吐衄、疗痰嗽、通二便，种种功力，无非清、热、泄、降四字，足以赅之，要之皆象贝之功用，而市肆通行之川贝，淡泊异常，断不足以语此。"

夏枯草辛、苦，寒。归肝、胆经。清火，明目，散结，消肿。用于瘰疬痰核。朱震亨："《本草》言夏枯草大治瘰疬散结气。有补养厥阴血脉之功，而不言及。观其退寒热，虚者可使，若实者以行散之药佐之。外以艾灸，亦渐取效。"《本草从新》载其"治瘰疬、鼠瘘、瘿瘤、癥坚、乳痈、乳岩"。

【常用剂量】

玄参30g，贝母15g，夏枯草30g。

（古丽扎提·吐尔洪　刘海芹　郭婷婷整理）

第五章 / **验方研究**

第一节　何复东临证用药总体特点研究

何复东为第五批全国名老中医，何复东遣方用药的突出特点是思路灵活，大胆用药，超出常规，出奇制胜。然而既往的研究仅仅停留在经验总结的层面上，经验传承色彩较为浓厚，现代研究相对不足，本研究旨在应用方剂计量学方法研究国家级名老中医何复东主任医师的临证处方总体遣药特点，并由方及理的原则，推论与之相应的何老的学术思想，分析、总结、提炼何老的学术特色。

方剂计量学是以方剂文献与临证处方为研究对象，从文献计量学和数理统计学理论角度，对方剂的选药范围、组织配伍等客观特征加以计量表述，并在此基础上开展方剂比较、方药运用和方剂流派的计量分析与探讨。其所创立的指标和方法多半与方剂有关，或直接用于方剂学研究。

一、临证处方收集

以何复东名医工作室为平台，采用工作室设计的标准病案收集表，认真收集 2013 年 3 月至 2014 年 3 月期间何老临证医案。所有参与课题的工作人员经过统一培训，病案书写具有统一格式，各项概念均按课题参考文献及标准化方案执行。

二、方剂选择标准

1. 方剂纳入标准

纳入汤剂剂型开具的内服中药饮片处方。

2. 方剂排除标准

（1）信息资料不全的方剂不予收录。

（2）选择内服方剂，外用方剂不予收录。

（3）无配伍意义的单方以及未注明药物组成的方剂不予收录。

三、方剂计量学指标

主要采用方剂用药范围计量指标，包括方剂用药功能频数（G）、方剂用药归经频数（J）、方型用药四性频数（X）、方剂用药五味频数（W）。该部分指标旨在分析方剂的药物组成，了解医家组方造药的特点和习惯，进而探索其学术思想和源流。该研究的基本方法是将原有数量关系规范化，建立多项独立的统计量，运用这些指标展开分析对比，对方剂组成、处方选药的构成、多寡、广狭、偏正、次第的合理性进行科学阐释。

1. 方剂用药味数统计

用药功能分析主要为 19 种功效（解表药、清热药、补虚药、活血祛瘀药、化痰止咳平喘药、祛风湿药、理气药、收敛药、利水渗湿药、安神药、平肝息风药、祛寒药、化湿药、止血药、消食药、泻下药、开窍药、驱虫药、其他类）。

2. 方剂用药归经分析

主要有 12 个药物归经（1 肝、2 心、3 脾、4 肺、5 肾、6 胃、7 大肠、8 大肠、9 膀胱、10 三焦、11 胆、12 心包）。

3. 方剂四气用药分析

主要有 5 种药性（1 寒、2 热、3 温、4 凉、5 平）。

4. 五味分析

主要有 5 种药味（1 辛、2 甘、3 酸、4 苦、5 咸）。

四、数据的规范及数据库的建立

1. 数据的规范

将收集到的方药，记录以下 7 项指标：编号、姓名、年龄、性别、诊断、证型、处方组成，并按照要求规范各项指标。包括：①规范中医诊断病名。②规范中医证型诊断标准。③规范药物名称，从古至今的中药名称，或因时代不同而有异，或因地域不同而有别，又或因书写不规范而有差异。例如，芒硝药用名有"川芒硝""朴消""芒消""川芒消""皮硝""马牙消"等。以上药名虽不相同，但实属同一药物。为求统计数据的准确性，在统计前有必要把不同名称的药物做统一规范。本课题的中药异名规范，首先是根据 2005 年《中华人民共和国药典》，次之为《中华本草》。

2. 数据库的建立

建立何老临证医案方剂数据库，包括基本信息库及药物库。基本信息库包括编号、姓名、年龄、性别、诊断、证型 6 项内容；药物库包括编号、药物名称、四气、五味、归经和药物类别。本研究使用数据库软件 EXCEL 编程建立数据录入系统，由两人分别独立进行数据录入，数据录入后进行二次检验，再由另外一人进行修改，直至两个数据库完全一致。

3. 量化标准

对方剂用药进行量化处理，参照 2005 年化学工业出版社《中华人民共和国药典》（以下简称《药典》）和高学敏主编的新世纪全国高等中医药院校教材《中药学》，对所用药物的类别进行统计分析，将四气中微寒、大寒，并于寒，微热、大热并于热，对五味和归经，计算其出现频次。

五、统计学方法

1. 收集 2013 年 3 月至 2014 年 3 月期间何老临证医案处方，录入数据库后采用计算机随机抽取 200 张处方，由于系分析何老总体的遣药特色，故本研究不分病种及证型。

2. 通过频数分析对方剂总体及不同时代方剂用药中功效、四气、五味、归经各类药物进行频数统计，然后结合历代的认识，运用中医药理论对结果进行分析。

六、统计结果

1. 何复东临证用药频次统计

从表5-1可以看出，随机抽取的200张处方中，用药频次最高的20味药物依次为巴戟天、葛根、甘草、仙茅、淫羊藿、补骨脂、紫河车、桂枝、土鳖虫、当归、何首乌、黄连、知母、锁阳、鹿茸、黄芩、川芎、钩藤、天麻、石决明。

表5-1　药物频次频率统计表

药物	排序	频次	频率（%）
巴戟天	1	118	3.64
葛根	2	107	3.30
甘草	3	100	3.08
仙茅	4	97	2.99
淫羊藿	5	96	2.96
补骨脂	6	95	2.93
紫河车	7	93	2.87
桂枝	8	87	2.68
土鳖虫	9	76	2.34
当归	10	75	2.31

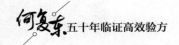

药物	排序	频次	频率（%）
何首乌	11	71	2.19
黄连	12	68	2.09
知母	13	67	2.06
锁阳	14	65	2.00
鹿茸	15	59	1.82
黄芩	16	57	1.76
川芎	17	56	1.73
钩藤	18	53	1.63
天麻	19	53	1.63
石决明	20	51	1.57
…	…	…	…
紫菀	233	1	0.00
合计		3246	100.00

2. 何复东临证用药功效归类统计

何复东临证用药功效归类统计情况，见表5-2。200首处方共用药233味，其中使用频次最高的为补虚药，共用41味，1126频次，其中使用最多的补益药包括巴戟天、甘草、仙茅、淫羊藿、补骨脂、紫河车、当归、何首乌、锁阳、鹿茸等。而对于补虚药的进一步分析可以看出，在补虚药中应用味数及频次最高的为助阳药，共计15味，占补虚药味数的36.59%，而用药频次达591次，占补虚药总频次的52.49%。其次为补气药、补血药使用频率较高，滋阴药频次最低，具体见表5-3。

表5-2 药物功效频次频率统计表

分类	排序	味数	味数频率（%）	频次	频次频率（%）
补虚药	1	41	17.60	1126	34.69
清热药	2	37	15.88	528	16.27
解表药	3	22	9.44	416	12.82
活血祛瘀药	4	20	8.58	297	9.15
化痰止咳平喘药	5	17	7.30	71	2.19
祛风湿药	6	13	5.58	43	1.32
理气药	7	11	4.72	41	1.26
收敛药	8	10	4.29	91	2.80
利水渗湿药	9	9	3.86	88	2.71
安神药	10	9	3.86	45	1.39
平肝息风药	11	8	3.43	276	8.50
祛寒药	12	8	3.43	69	2.13
化湿药	13	7	3.00	54	1.66
止血药	14	7	3.00	12	0.37
消食药	15	5	2.15	56	1.73
泻下药	16	3	1.29	12	0.37
开窍药	18	2	0.86	9	0.28
驱虫药	19	1	0.43	6	0.18
其他类	17	3	1.29	6	0.18
合计		233	100.00	3246	100.00

表 5-3 补虚药物分类频次频率统计表

补虚药类别	味数	味数频率（%）	频次	频次频率（%）
助阳药	15	36.59	591	52.49
补气药	11	26.83	302	26.82
补血药	7	17.07	198	17.58
滋阴药	8	19.51	35	3.11
合计	41	100.00	1126	100.00

3. 何复东临证用药四气五味归类统计

从处方用药的四气分析看，使用最多的是温性药物，寒性药物次之，平性药物渐次之，热性与凉性药物使用极少，见表5-4。五味方面使用频次最高的依次为辛味药、甘味药、苦味药，咸味药、酸味药及淡味药频次较低，见表5-5。

表 5-4 药物四气频次频率统计表

四气	味数	味数频率（%）	频次	频次频率（%）
温	88	37.77	1490	45.90
寒	81	34.76	1021	31.45
平	54	23.18	563	17.34
热	6	2.58	149	4.59
凉	4	1.72	23	0.71
合计	233	100.00	3246	100.00

表 5-5 药物五味频次频率统计表

五味	味数	味数频率（%）	频次	频次频率（%）
辛	95	29.50	1426	31.71
甘	89	27.64	1397	31.07
苦	104	32.30	1079	23.99
咸	18	5.59	378	8.41
酸	18	5.59	129	2.87
淡	8	2.48	88	1.96
合计	332	100.00	3246	100.00

4. 何复东临证用药归经情况统计

从药物归经来看，归入肝经、胆经的药物最多，其余依次为脾经、胃经，肾经、膀胱经，肺经、大肠经，心经、小肠经，归入心包、三焦经的药物最少。见表 5-6。

表 5-6 药物归经频次频率统计表

归经	味数	味数频率（%）	频次	频次频率（%）
肝经、胆经	114	22.40	1791	26.35
脾经、胃经	139	27.31	1483	21.82
肾经、膀胱经	76	14.93	1331	19.59
肺经、大肠经	117	22.99	1133	16.67
心经、小肠经	57	11.20	891	13.11
心包经、三焦经	6	1.18	167	2.46
合计	509	100.00	6796	100.00

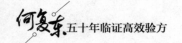

七、结论分析

1. 善用葛九汤，补益虚损

何老从事临床多年，所治诸症，涉及内、外、妇、儿各科，但以笔者跟师整体来讲，患者多以内伤虚损性疾患为主。从药味统计结果来看，何老用药频次最高的 20 味药物依次为巴戟天、葛根、甘草、仙茅、淫羊藿、补骨脂、紫河车、桂枝、土鳖虫、当归、何首乌、黄连、知母、锁阳、鹿茸、黄芩、川芎、钩藤、天麻、石决明。其中包含了何老所创葛九汤（葛根、甘草、仙茅、淫羊藿、补骨脂、紫河车、何首乌、锁阳、巴戟天），可见何老遣方善用葛九汤。葛九汤初为何老针对女性更年期患者围绝经期诸证所立的方剂，后何老逐渐将其广泛应用于内伤虚损性疾病的治疗中，《素问·阴阳应象大论》指出："年四十而阴气自半也，起居衰矣。"《备急千金要方》谓："四十以上，即顿觉气力一时衰退；衰退既至，众病蜂起，久而不治，遂至不救。"中年是人体生理病例的转折阶段，是脏腑功能衰退，机能失衡的开始，从中医角度来讲，肾中的精气亏损为亚健康状态及内伤诸证的主要病机，在治疗中老年疾病过程中，始终要照顾到其疾病状态中"虚损"的一面，在调整其虚损状态的基础上，再进行辨证论治，往往可以收到比单纯辨证论治更好的治疗效果。葛九汤中采用补肾益精之品，纠正肾精之偏亏，调整患者身体及基础状态，临证加减应用，广泛应用于各类虚损为本的疾患，已经形成了一系列特色治疗方法。跟师临证所见，何老将葛九汤灵活加减，广泛应用于中老年患者的各种疾病，对于各种久治不愈的病证，往往获得良好的疗效。

2. 长于温补，偏重补阳

中医认为肾精是人身的根本，全身各脏腑组织的生命活动都需靠肾精化生的肾气来推动。肾精所化的肾气称为元气，元气推动五脏，五脏推动六腑，六腑推动组织器官，就构成了整个生命活动。从本研究可以看出，何老临证用药功效归类中使用频次最高的为补虚药，共用 41 味，1126频次，其中使用最多的补益药包括巴戟天、甘草、仙茅、淫羊藿、补骨脂、紫河车、当归、何首乌、锁阳、鹿茸等。而对于补虚药的进一步分析显示，在补虚药中应用味数及频次最高的为助阳药，共计 15 味，占补虚药味数的36.59%，而用药频次达 591 次，占补虚药总频次的52.49%。充分显示了何老长于温补，偏重补阳的遣药特点。就生命物质的结构和功能而言，则生命物质为阴（精），生命机能为阳（气）。其运动转化过程则是阳化气，阴成形。生命就是生命形体的气化运动。气化运动的本质就是阴精与阳气、化气与成形的矛盾运动，即阴阳的对立统一。而对于诸多虚损性患者来说，病理状态的表现首先表现为机体功能状态的显著下降，也就是阳虚症状的出现，这是应用补阳药能够显著改善患者整体机能下降，使患者

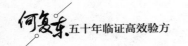

恢复阴阳平衡，所谓"阴阳自和者，必自愈"。

3. 寒温并用，补中有泻

虽然长于温补，善于补益，但在整体调理时候，何老善于调和药性，从对于处方用药的四气分析看，使用最多的是温性药物，寒性药物次之。体现了寒温并用，补中有泻的用药特点。何老常说，治病之道，在于谨守病机，而内伤杂病，多在本虚基础上产生寒热错杂诸候，病机复杂，涉及多个方面，此种情况下要在抓住主要矛盾的基础上，兼顾病机多个方面，各个击破，故何老在方中寒温并用、补泻兼施，有温润补虚之能而无苦寒伤正之弊，补而不滞。

4. 辛开苦降，调畅气机

从分析结果可以看出，何老五味方面使用频次最高的依次为辛味药、甘味药、苦味药，咸味药、酸味药及淡味药频次较低。甘味药的应用与何老大量使用补益药物的临证特点密切相关，而配伍辛味、苦味，辛有发散、行气或润养等作用。一般发汗的药物与行气的药物，大多数有辛味；某些补养的药物，也有辛味。苦有泻火、燥湿、通泄、下降等作用。一般具有清热、燥湿、泻下和降逆作用的药物，大多数有苦味。同时结合药物归经来看，何老遣药归入肝经、胆经的药物最多。综合来看，体现了何老辛开苦降，注重调畅气机的处方特点。

综上所述，何老临证遣药具有其总体趋势，即善用葛九汤、补益虚损，长于温补、偏重补阳，寒温并用、补中有泻，辛开苦降、调畅气机的特点。这与课题组成员平时跟师所总结的经验特点相一致，未来本课题组将对何老不同病证的处方进行分类的方剂计量学研究，使其更加具体化，并能直接指导临床实践。

（严兴海　李涛　吴斌　何苗　杜樱洁　杨宇玲整理）

第二节　何复东临证方剂药物剂量计量研究

本研究以何复东名老中医方剂剂量为对象，应用方剂计量学方法，通过方剂总药量分析、常用 20 味单味药量分析等各种指标的统计运算，尝试从药物剂量方面揭示何老治学崇尚、临证思维及处方遣药的特点。

一、临证处方收集

以何复东名医工作室为平台，采用工作室设计的标准病案收集表，认真收集 2013 年 3 月至 2014 年 3 月期间何老临证医案。所有参与课题的工作人员经过统一培训，病案书写具有统一格式，各项概念均按课题参考文献及标准化方案执行。

二、方剂选择标准

1. 方剂纳入标准

纳入汤剂剂型开具的内服中药饮片处方。

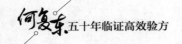

2. 方剂排除标准

（1）信息资料不全的方剂不予收录。

（2）选择内服方剂，外用方剂不予收录。

（3）无配伍意义的单方以及未注明药物组成的方剂不予收录。

三、方剂计量学指标

该研究所采用的方剂剂量计量指标包括：方剂用药总量、方剂用药总量均值、方剂用药总量标准差、最大方剂用药量、最小方剂用药量、方剂平均单药剂量均值、方剂平均单药剂量标准差、单药最大相对药量、单药最小相对药量、单药相对药量均值、单药相对药量均值标准差、20味常用药物最大用药量、20味常用药物最小用药量、20味常用药物用药量均值、20味常用药物用药量标准差。

四、数据的规范及数据库的建立

1. 数据的规范

对收集到的方药记录以下 7 项指标：编号、姓名、年龄、性别、诊断、证型、处方组成。按照要求规范各项指标，包括：①规范中医诊断病名。②规范中医证型诊断标准。③规范药物名称，从古至今的中药名称，或因时代不同而有异，或因地域不同而有别，又或因书写不规范而有差异。为求统计数据的准确性，在统计前有必要把不同名称的药物做统一规范。本课题的中药异名规范，首先是根据 2005 年《中华人民共和国药典》，其次参考《中华本草》。药物最大及最小剂量以《中华人民共和国药典》为依据。

2. 数据库的建立

建立何老临证医案方剂数据库，包括基本信息库及药物库。基本信息库包括编号、姓名、年龄、性别、诊断、证型 6 项内容；药物库包括编号、药物名称、四气、五味、归经和药物类别。本研究使用数据库软件 EXCEL 编程建立数据录入系统，由两人分别独立进行数据录入，数据录入后进行二次检验，再由另外一人进行修改，直至两个数据库完全一致。

五、统计学方法

收集 2013 年 3 月至 2014 年 3 月期间何老临证医案处方，录入数据库后采用计算机随机抽取 200 张处方，由于系分析何老方药剂量计量研究，故本研究不分病种及证型。统计分析由 SPSS 17.0 完成。

六、统计结果

1. 方剂总药量分析

从表 5-7 可以看出，对随机抽取的 200 张处方药物剂量进行统计，结果显示，200 张处方方剂用药总量为

69878.88g, 方剂用药均值为 349.39g, 标准差为 128.25。
其中用药量最大的方剂用药剂量为 956g, 用药剂量最小的
方剂为 28g, 极差为 928g。方剂平均单药剂量均值 21.53g,
标准差 7.97g。

表 5-7　方剂总药量分析表

方剂剂量计量指标	方剂数（张）	药味数（味）	剂量（g）
方剂用药总量	200	3246	69878.88
方剂用药均值	200	3246	349.39
方剂用药总量标准差	200	3246	128.25
最大方剂用药量	1	34	956.00
最小方剂用药量	1	3	28.00
方剂平均单药剂量均值	200	3246	21.53
方剂平均单药剂量标准差	200	3246	7.97

2. 方剂最常用 20 味药物单味药量分析

何复东临证 200 张处方共用药 233 味, 其中使用频次
最高的 20 味药物依次为巴戟天、葛根、甘草、仙茅、淫羊
藿、补骨脂、紫河车、桂枝、土鳖虫、当归、何首乌、黄
连、知母、锁阳、鹿茸、黄芩、川芎、钩藤、天麻、石决
明。这 20 味药物用药频率占所有药物频率的 47.58%。20
味药物最大用药量、最小用药量、用药量均值及用药量标
准差, 见表 5-8。从表中可以看出, 何老用药药物剂量偏
大, 最大药量与最小药量之间的差异分布较大, 体现了药
物剂量使用的多样性及灵活性。

表 5-8　常用 20 味药物药量分析表

药物	排序	频次	最大用药量（g）	最小用药量（g）	用药量均值（g）	用药量标准差（g）
巴戟天	1	118	30	15	17.03	2.71
葛根	2	107	40	30	30.09	0.97
甘草	3	100	30	10	28.61	5.04
仙茅	4	97	15	5	13.71	2.91
淫羊藿	5	96	30	5	15.36	3.42
补骨脂	6	95	30	15	15.26	1.69
紫河车	7	93	20	15	20.05	0.52
桂枝	8	87	30	10	29.37	3.39
土鳖虫	9	76	30	15	18.68	6.08
当归	10	75	40	10	26.80	7.52
何首乌	11	71	15	15	15.00	0.00
黄连	12	68	30	10	15.59	3.40
知母	13	67	30	10	15.90	3.98
锁阳	14	65	30	5	14.70	5.33
鹿茸	15	59	6	3	4.63	0.81
黄芩	16	57	30	10	15.79	3.51
川芎	17	56	30	10	25.98	7.10
钩藤	18	53	90	30	31.51	8.41
天麻	19	53	20	15	19.91	0.69
石决明	20	51	30	30	30.00	0.00

3. 方剂最常用 20 味药物单味相对药量分析

对照《药典》的药物剂量，对何老处方中最常用 20 味药物相对药量分析，发现单药最大相对药量除何首乌小于

《药典》剂量上限、石决明为《药典》剂量上限 1.33 倍以外，其余 18 味药用量均在《药典》最大用量的两倍以上，紫河车最大用药剂量高达《药典》最大用药剂量的 11.11 倍，钩藤为 7.5 倍，土鳖虫、川芎、黄连在 4.0～5.0 倍，桂枝、黄芩、鹿茸、补骨脂、甘草、当归、知母、天麻、葛根、巴戟天、淫羊藿、锁阳、仙茅在 2.0～3.9 倍。从单药最小相对药量来看，紫河车最小用药剂量高达《药典》最小用药剂量的 8.89 倍，淫羊藿、锁阳、仙茅、何首乌最小剂量低于《药典》剂量下限，其余 15 味药物均在 1.0～2.5 倍之间。单药相对药量均值显示，除何首乌单药相对药量均值小于《药典》用量均值外，其余均高于《药典》均值，在 1.0～1.9 倍的有知母、巴戟天、淫羊藿、锁阳、石决明 5 味药物，其余 14 味药物均在《药典》用量均值 2 倍以上，其中紫河车达 8.91 倍。单药相对药量均值标准差分布在 0～2.85。见表 5-9。

表 5-9 常用 20 味药物相对药量分析表

药物	药典剂量上限(g)	药典剂量下限(g)	药典剂量均值(g)	单药最大相对药量	单药最小相对药量	单药相对药量均值	单药相对药量均值标准差
紫河车	3.00	1.50	2.25	11.11	8.89	8.91	1.28
钩藤	15.00	9.00	12.00	7.50	2.50	2.63	2.85
土鳖虫	9.00	3.00	6.00	5.00	2.50	3.11	1.30
川芎	9.00	3.00	6.00	5.00	1.67	4.33	1.76
黄连	10.00	2.00	6.00	5.00	1.67	2.60	1.72
桂枝	10.00	3.00	6.50	4.62	1.54	4.52	1.75

续表

药物	药典剂量上限(g)	药典剂量下限(g)	药典剂量均值(g)	单药最大相对药量	单药最小相对药量	单药相对药量均值	单药相对药量均值标准差
黄芩	10.00	3.00	6.50	4.62	1.54	2.43	1.58
鹿茸	2.00	1.00	1.50	4.00	2.00	3.08	1.00
补骨脂	10.00	5.00	7.50	4.00	2.00	2.04	1.14
甘草	12.00	3.00	7.50	4.00	1.33	3.81	1.49
当归	15.00	5.00	10.00	4.00	1.00	2.68	1.50
知母	12.00	6.00	9.00	3.53	1.11	1.77	1.14
天麻	9.00	3.00	6.00	3.33	2.50	3.32	0.48
葛根	20.00	10.00	15.00	2.67	2.00	2.01	0.38
巴戟天	15.00	10.00	12.50	2.40	1.20	1.36	0.65
淫羊藿	15.00	10.00	12.50	2.40	0.40	1.23	1.00
锁阳	15.00	10.00	12.50	2.40	0.40	1.18	1.01
仙茅	10.00	3.00	6.50	2.31	0.77	2.11	0.84
石决明	30.00	15.00	22.50	1.33	1.33	1.33	0.00
何首乌	30.00	10.00	20.00	0.75	0.75	0.75	0.00

七、结论分析

中医自古就有"中医不传之秘在于量"的说法。在师从何老临证中感觉到何老用药剂量偏大，喜用重剂，疗效突出。初学之时往往不敢按其剂量给药，但按常规剂量给药后，疗效却显著下降，甚至无效。本研究中对随机抽取的 200 张处方药物剂量进行统计，方剂用药均值为349.39g，标准差为 128.25。若以平素 10 余味药物每味药物 10g 计算，则处方多在 150~200g，且方剂平均单药剂量均值 21.53g，较一般 3~10g 的剂量超出较多，可见何老制方剂量较大，其中用药量最大的方剂用药剂量达到 956g，而用药剂量最小的方剂仅为 28g，极差达 928g，又体现出其药物剂量使用的多样性及灵活性。

对于何老 200 首方剂中最常用 20 味药物单味药量分析及相对药量分析，结果显示，何老用药剂量偏大、喜用重剂、超出常规的特点。中药超大剂量应用，是指中药的处方剂量超过了该药的权威规定剂量的上限范围。对于这个问题其实一直存在着争议，但是中药超大剂量应用不论在古代还是在现代都是基于临床疗效而存在的。

以经方为例，据统计，《伤寒论》药物共有 34 味药的使用量等于或超过《药典》的最大药量，以量用药来计算，占全书 89 味总药数的 39%；大剂量使用总共 152 方次，参与组方 85 个，占全书 112 个方剂 76%。当今处方中，中药超《药典》剂量应用的是临床存在的情况。宋小军对一些常规用药和一些毒性药品的处方统计和分析发现，当今各类药材的实际使用剂量符合《药典》规定的只占 11.9%，存在大部分超《药典》的大剂量应用情况。张志胜的研究也显示当今处方中药超《药典》用量相当普遍。

何老认为，中药量的使用首先要考虑到中药的量效关系，如柴胡 10g 作用为疏肝，5~6g 有升阳作用，若解肝经之邪就要用到 30g；黄芪在治疗高血压病时用量大于 30g 作

用为降压，小于 15g 作用为升压；白芍药的剂量要在 30g
以上才能起到养血柔筋、缓急止痛的作用。《伤寒杂病论》
中桂枝麻黄各半汤、桂枝二麻黄一汤、桂枝二越婢一汤就
是体现中药量效关系的典型例子。所以中药需要用到多大
的量需要根据其在处方中的作用而定，不可一概而论。其
次，不同的患者对于药物的耐受情况不同，临证确定药物
剂量需要根据患者的年龄、体质、既往对药物的反应确定
其药量。另外，有一些药物力专效宏，需要根据患者治疗
后的反应逐步加量，何老在临证中使用附子、石膏、鹿茸
等药物时，往往先从适中剂量开始，仅投一剂，待次日观
其药效，再行加减，曾治疗汗证，石膏由 100g 开始，最终
加至 500g 始获良效。

综上所述，何老临证用药具有剂量偏大、喜用重剂、
超出常规的特点，但"艺高人胆大"是在深厚临证经验的
基础上总结而来，另一方面也要看到何老临证用药剂量间
极差较大，体现出其用药量灵活多变的特点。

（严兴海　李军　杨涛整理）

第三节　何复东治疗围绝经期综合征用药规律分析

围绝经期综合征是妇科多发病及常见病，中医称之为妇
女"绝经前后诸证"。是指妇女绝经前后出现性激素波动或

减少所致的一系列躯体及精神心理症状。一般发生于 40~55 岁之间，其临床表现错综复杂。主要近期症候有月经紊乱、血管舒缩功能不稳定、神经精神症状；主要远期症状有泌尿生殖功能异常、骨质疏松、心血管系统病变等。这些症状严重影响了妇女的工作和生活质量，并直接关系到女性老年期疾病的发生，因此应采取积极的治疗措施，帮助女性平稳度过围绝经期。西医学对本病的治疗措施主要采用激素替代治疗，有着较大的副作用和一定的危险性。而中医药对本病的治疗疗效显著，且副作用较小，具有明显的优势。

何复东从事中医临床工作 50 余年，对中医临床常见病、疑难杂病的诊治有丰富的临床经验，注重中医理论和临床实践的结合，形成了自己的辨病、辨证、辨状态"三辨论治"思想，在特异性辨治方面积累了丰富经验，尤其在治疗围绝经期综合征方面积累了丰富的经验。本文采用周铭心教授创立的方剂计量学研究的方法，探讨何复东主任医师治疗围绝经期综合征的学术思想特点，分析何复东治疗围绝经期综合征的方药运用情况，研究何复东临证方药特点，探索以科研传承的方式对何老的临床经验、思辨特点、学术思想进行传承研究。兹将统计分析内容及结论分述如下。

一、资料来源

收集 2013 年 1 月至 2014 年 1 月期间何老治疗围绝经期

综合征的临证医案。

二、方剂的纳入与排除标准

1. 方剂纳入标准

汤剂剂型开具的内服中药饮片处方。

2. 方剂排除标准

（1）信息资料不全的方剂不予收录。

（2）选择内服方剂，外用方剂不予收录。

（3）无配伍意义的单方以及未注明药物组成的方剂不予收录。

三、中药名称及性味、归经的规范方法

对临证医案中同一味中药但是采用了不同的名称，依照高学敏主编的新世纪全国高等教育中医药行业规划教材《中药学》予以规范。所有药物的性味、归经的确定均依据《中药学》。统计发作期、缓解期不同药物归经所属药物的使用频次，以每一经出现一次为一个统计单位，凡一药物归数经者分别统计之；同时分别统计它们的性味。

四、统计处理与分析

将何老治疗围绝经期综合征的临证医案数据输入电脑，建立 Excel 表格，对药物各项指标进行分析统计。建立何老临证医案方剂数据库，包括基本信息库及药物库。基本信

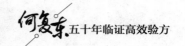

息库包括编号、姓名、年龄、性别、诊断、证型 6 项内容；药物库包括编号、药物名称、四气、五味、归经和药物类别。本研究使用数据库软件 EXCEL 编程建立数据录入系统，由两人分别独立进行数据录入，数据录入后进行二次检验，再由另外一人进行修改，直至两个数据库完全一致。

五、统计结果

通过对围绝经期综合征的药物使用范围进行频数分析，从而推断出高频次的药物在用药频次、功效、气味、归经的主导趋势，总结何老治疗围绝经期综合征的临证方药的特点。

1. 何老用药频次较高的药物依次为葛根、巴戟天、紫河车、淫羊藿、补骨脂、知母、钩藤、天麻、仙茅、石决明、黄连、菟丝子、黄芩、甘草、何首乌、鹿茸、黄柏、栀子、桂枝、锁阳等，见表 5-10。

表 5-10　用药频次统计

药物	排序	频次	频率（%）
葛根	1	160	4.67
巴戟天	2	159	4.64
紫河车	3	154	4.49
淫羊藿	4	144	4.20
补骨脂	5	142	4.14
知母	6	141	4.11
钩藤	7	135	3.94

药物	排序	频次	频率（%）
天麻	8	135	3.94
仙茅	9	134	3.91
石决明	10	131	3.82
黄连	11	129	3.76
菟丝子	12	128	3.73
黄芩	13	126	3.68
甘草	14	125	3.65
何首乌	15	124	3.62
鹿茸	16	114	3.33
黄柏	17	112	3.27
栀子	18	112	3.27
桂枝	19	91	2.65
锁阳	20	79	2.30
…	…	…	
益智仁	158	1	0.03
合计		3428	100.00

2. 对何老治疗围绝经期综合征的药物功效归类情况，见表5-11、表5-12。共统计治疗围绝经期综合征处方175张，共用药158味，药物的使用总频次为3428次。其中使用最多的是补虚药，共36味，占22.78%，使用频次1511次，占总频次的44.08%；补虚药其中又以补阳药使用频次最多，为14味，占38.89%，使用频次1110次，占补虚药总频次的73.46%；其次是清热药，用药知母、黄连、黄芩、黄柏、栀子等共26味，使用846次；再次是解表

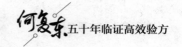

药 15 味，使用 309 次，其中使用最多的是葛根，使用频次达 160 次，使用频率 4.67%，其次是桂枝。

表 5-11 方药功效归类统计

分类	排序	味数	味数频率（%）	频次	频次频率（%）
补虚药	1	36	22.78	1511	44.08
清热药	2	26	16.46	846	24.68
解表药	3	15	9.49	309	9.01
活血祛瘀药	4	11	6.96	75	2.19
化痰止咳平喘药	5	10	6.33	23	0.67
平肝息风药	6	9	5.70	429	12.51
安神药	7	8	5.06	100	2.91
利水渗湿药	8	6	3.80	28	0.82
理气药	9	6	3.80	10	0.29
温里药	10	5	3.16	30	0.88
收涩药	11	5	3.16	30	0.88
止血药	12	5	3.16	9	0.26
消食药	13	5	3.16	8	0.23
化湿药	14	4	2.53	9	0.26
祛风湿	15	4	2.53	5	0.15
开窍药	16	2	1.27	5	0.15
泻下药	17	1	0.63	1	0.03
合计		158	99.98	3428	100.00

表 5-12　补虚药功效归类统计

分类	排序	味数	味数频率（%）	频次	频次频率（%）
补阳药	1	14	38.89	1110	73.46
补阴药	2	9	25.00	48	3.18
补气药	3	8	22.22	169	11.18
补血药	4	5	13.89	184	12.18
合计		36	100.00	1511	100.00

3. 统计何老治疗围绝经期综合征方药的四气和五味归类情况。见表 5-13、表 5-14。从四气看，使用最多的是寒性药物，其次是温性药物；就五味看，使用最多的是甘味药物，其次是苦味药物。

表 5-13　方药四气归类统计

四气	排序	味数	味数频率（%）	频次	频次频率（%）
寒	1	61	39.00	1282	37.40
温	2	53	33.54	1381	40.29
平	3	37	23.42	601	17.53
热	4	5	3.16	162	4.73
凉	5	2	1.27	2	0.05
合计		158	100.00	3428	100.00

表 5-14　方药五味归类统计

五味	排序	味数	味数频率（%）	频次	频次频率（%）
甘	1	68	29.96	1754	36.34
苦	2	66	29.07	1182	24.50
辛	3	60	26.43	1256	26.03

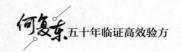

续表

五味	排序	味数	味数频率（%）	频次	频次频率（%）
咸	4	13	5.70	492	10.19
酸	5	13	5.70	108	2.23
淡	6	7	3.08	34	0.71
合计		227	100.00	4826	100.00

4. 何老治疗围绝经期综合征方药归经情况统计，见表5-15。从表中可以看出，归入脾、胃经的药物最多，其次是肝胆经；入脾胃经的药物占25.49%，入肝胆经的药物占24.37%，而归肺、大肠经的药物占19.33%，位列第三。

表 5-15　方药归经情况统计

归经	排序	味数	味数频率（%）	频次	频次频率（%）
脾经、胃经	1	91	25.49	1298	16.77
肝、胆经	2	87	24.37	2137	27.60
肺经、大肠经	3	69	19.33	1237	15.98
肾经、膀胱经	4	60	16.81	1923	24.84
心经、小肠经	5	44	12.32	982	12.68
心包经、三焦经	6	6	1.68	165	2.13
合计		357	100.00	7742	100.00

六、结论分析

1. 注重补虚，重视阳气

妇女年届45~55岁之间，称为更年期。在此时期，月经从不正常到自然绝经，所表现出生殖生理变化和自主神

218

经系统及内分泌系统功能紊乱为主的临床证候群，主要为阵发性烘热，热后出汗，汗后畏寒，或夜间盗汗，常伴胸闷心悸、烦躁、易怒、眩晕、忧郁、精神萎靡等一系列症状，统称为更年期综合征，中医则称为"绝经前后诸证"。何老认为，本病病机属肾气渐衰，天癸将竭，冲任亏虚而致的阴阳失调，关键在肾脏。肾为先天之本，藏真阴而寓元阳，又为五脏之根。肾阳虚则功能不足，少火不能温煦五脏。肾阴虚则精血不足，冲任亏虚，五脏失其濡养；阴虚则热，阳虚则寒；阴阳紊乱失调，可见寒热虚实交杂错乱，诸多症状，变化难测，故治当从本。而天癸源于先天，藏于肾，靠后天滋养、支持逐渐趋于成熟而存于体内；它决定人的生长、发育和生殖，在人的一生中经历了由"至"到"盛"，由盛渐衰而竭止的过程。渐衰阶段，多发生绝经前后诸证。但其强大功能的发挥自始至终受肾精、肾气的直接影响。而人到中年以后，随着肾中精气的由盛转衰，一损俱损，受其影响，天癸也日渐不足，终于不复分泌，人便进入更年期，于是女子表现为经闭，男子表现为精少，最终男女都丧失生殖能力，故天癸与肾的关系十分密切。正如《素问·生气通天论》云："阳气者，若天与日，失其所则折寿而不彰。"何老遵经据典，阐发幽微，治疗围围绝经期综合征重视强壮肾阳，在处方统计中发现，何老补虚药使用较多，其中尤以补阳居多，如巴戟天、淫羊藿、仙茅、补骨脂、制何首乌、菟丝子、锁阳、鹿茸等均性温味甘之品，巴戟天补肾助阳，现代药理研究证实，其主要含有黄酮、氨基酸等，有明显的促肾上腺皮质激素样作用，有抗抑郁作用；仙茅辛热，归肾、肝经，温肾壮阳，菟丝子辛甘平，归肾肝脾，补肾益精，含有皮素，胆醇等，水煎剂能明显增强黑腹果蝇交配次数；淫羊藿辛甘温，归肾肝经，补肾壮阳，主要成分是黄酮类化合物，现代药理研究证实，淫羊藿可以增强下丘脑-垂体-性腺轴及肾上腺皮质轴、胸腺轴等内分泌系统的分泌功能。从药性分析，大多为温、热之性，体现了何老用药助阳益气，温润填精，取"少火生气"之意。

2. 脾肾双补，勿忘后天

"天癸既行，皆从厥阴论之；天癸既绝，乃属太阴经也"。妇人年过半百，阳气渐衰属自然规律，而赖以生存、维持正常生命活动的精、血、神、气，取决于脾胃之化生。倘若脾虚则肾无以养则肾更虚，脾胃一病，百病由生，更年期综合征亦在所难免。治疗时一味补肾则远水不解近渴，清热养阴只能是扬汤止沸，唯健脾补气方可使化源充足，冲任得养，气血条达。正如李东垣所云："元气之充足，皆由脾胃之气无所伤而后能滋养元气。"此补后天以滋先天也。可见，无论从肾精还是天癸入手，均与"先天"肾和"后天"脾密不可分。故每临此病，何老多以治肾为本，同时治脾，治脾的目的还是为了治肾。所以治肾为根本，治脾为权宜。

"脾为后天之本，气血生化之源"，从归经统计结果分析，脾胃经药位居第一，反映何老在重视补肾填精的基础上不忘健脾以滋血源，其中尤其喜用甘草，甘草既能补脾益气，调和诸药，又能降低方剂中温阳药物的燥烈之性，其甜味浓郁可矫正方中汤剂的口感，缓解某些药物对胃肠的刺激。葛根是一味发散风热药，归脾胃经，具有解肌透热、生津止渴之功效，此外，葛根能直接扩张血管，使外周阻力下降，从而调节血管舒缩功能，改善心慌等心血管症状。

3. 寒温并用，补泻同施，两不相碍

本病辨证总属本虚标实，临床时所见的肾虚症状并不明显，却常见因肾调节阴阳相对平衡失常，致使心、肝、脾、胃功能的紊乱而产生痰、湿、热及郁火等病理产物的实证。由于肾之阴精亏虚，肝肾同源，可导致肝阴不足，肝火亢盛或肝阳上亢；肾水不足不能上济心火，还可导致心火偏亢、心神不宁等虚火证候；由于水不涵木，肝失疏泄条达，横逆犯脾，使运化失常，致体内水液代谢异常而助湿生痰；湿、热、痰阻滞气机运行而产生郁火。故何老独具匠心，治疗时有补有泻，并根据病机辨证地选择先治后治，分清主次、有所取舍，不必面面俱到。补于肾，泻于肝；补于脾，泻于心；补泻并用，先后交互而施。当补与泻发生矛盾时，先治产生主证的主要病机，扫荡主要病理产物，可用"补其母"或"泻其子"，灵活机变以求达到补虚泻实邪之目的。必须

指出，补泻虽可同施于一方，但决不可补泻施于一处，否则肾不可泻肾而可泻肝，泻心不可补心而可补肾，否则，补心而泻心，于补无益；泻肝而补肝，则泻少功。如以巴戟天、仙茅、淫羊藿等大补肾之阳气，又以黄连、栀子等泻心火，以菟丝子等补肝体，又黄芩泄肝火。张介宾在《景岳全书·新方八阵》中指出："善补阳者，必于阴中求阳，则阳得阴助，而生化无穷；善补阴者，必于阳中求阴，则阴得阳生，而泉源不竭。"何老亦很注重调补肾的阴阳平衡，在补肾温肾之中伍以清热之品。

4. 疏泄肝气，调畅气机

何老承前人要旨，强调"女子以肝为先天"，结合临床经验，养血疏肝，在治疗中较多使用了归肝胆经的药物，如何首乌、锁阳、炒白芍、当归、巴戟天、淫羊藿等，从归经统计结果发现，肝胆经仅次于脾胃经，如使用频次较高的葛根、甘草，其治疗大法已彰显补肾健脾疏肝；在药性统计方面发现寒温并用，甘补之时，不忘苦降，整体分析其用药甘而不滞，润而不腻，温而不燥，使气机调畅，气血调和。

5. 善用葛根，自拟葛九汤

何老在治疗妇女围绝经期综合征时一个较为突出学术特点是运用大剂量的葛根（30g），其使用频次位于第一。葛根属解表类的发散风热药，甘辛凉，归脾胃经，取葛根解肌退热、生津止渴之意，即可制约补肾阳药物温燥之性，防止劫津伤阴，又能升发清阳，鼓舞脾胃清阳之气上升。

葛根能直接扩张血管，使外周阻力下降，改善心慌等心血管症状。葛根的煎剂、葛根素等均能对抗垂体后叶素引起的急性心肌缺血。现代药理研究证实，葛根主要含有黄酮类的物质如大豆苷、大豆苷元，异黄酮苷，为合成雌激素的主要成分；葛根总黄酮能扩张冠脉血管和脑血管，增加冠脉血流，降低心肌耗氧量，增加氧供应。

何老自拟的"葛九汤"以葛根为主，合巴戟天、仙茅、淫羊藿、菟丝子、补骨脂、紫河车、肉苁蓉、甘草，是治疗妇女围绝经期综合征的基础方，如有潮热、汗出等症明显时加黄连、黄芩、黄柏、栀子、知母"五黄"，以在补肾填精益髓基础上泄其心火、肾火、肝火等；若失眠、心悸、烦躁等症明显时可加五味子、炒酸枣仁养心安神；加天麻、钩藤、石决明等镇静安神；加郁金、合欢花解郁安神；其方药运用补而不滞，寒热平调，既重视经典，更重视创新发展，又结合现代药理研究遣方用药，使整体特色趋于平和。

总之，围绝经期综合征是妇科常见病，临床症状复杂多变，病证虚实寒热错杂，所以何老主张"观其脉证，知犯何逆，随证治之"。通过对何老用药的功效、使用频次、归经、四气五味等统计对比，发现何老治疗围绝经期综合征以补肾健脾为主，疏泄肝气、调畅气机为辅，用药寒温并用，补泻同施，辨病辨证辨状态相结合，使精血俱旺，气机调畅，气血调和。

（杨宇玲　严兴海　李涛　吴斌　何苗　杜樱洁　何复东）

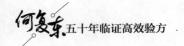

第四节　何复东治疗咳嗽用药规律分析

　　咳嗽既是独立性的病证，又是肺系多种疾病的一个症状，如感冒、急慢性支气管炎、部分支气管扩张、慢性咽炎、慢性阻塞性肺疾病等均可出现咳嗽症状。而在治疗方面中医积累了丰富的理论及临床经验，较西医学有独特的优势。何老对咳嗽的诊治积累了丰富的临床经验。现采用方剂计量学研究的方法，探讨何老治疗咳嗽的临床经验，分析何老治疗咳嗽的方药运用情况。

一、资料来源

　　收集 2013 年 1 月至 2014 年 1 月期间何老治疗咳嗽的临证医案。

二、方剂的纳入与排除标准

1. 方剂纳入标准

汤剂剂型开具的内服中药饮片处方。

2. 方剂排除标准

（1）信息资料不全的方剂不予收录。

（2）选择内服方剂，外用方剂不予收录。

（3）无配伍意义的单方以及未注明药物组成的方剂不予收录。

三、中药名称及性味、归经的规范方法

对临证医案中同一味中药但是采用了不同的名称，依照高学敏主编的新世纪全国高等教育中医药行业规划教材《中药学》予以规范。所有药物的性味、归经的确定均依据《中药学》。统计发作期、缓解期不同药物归经所属药物的使用频次，以每一经出现一次为一个统计单位，凡一药物归数经者分别统计之；同时分别统计它们的性味。

四、统计处理与分析

将何老治疗咳嗽的临证医案数据输入电脑，建立 EXCEL 表格，对药物各项指标进行分析统计。建立何老临证医案方剂数据库，包括基本信息库及药物库。基本信息库包括编号、姓名、年龄、性别、诊断、证型 6 项内容；药物库包括编号、药物名称、四气、五味、归经和药物类别。本研究使用数据库软件 EXCEL 编程建立数据录入系统，由两人分别独立进行数据录入，数据录入后进行二次检验，再由另外一人进行修改，直至两个数据库完全一致。

五、统计结果

通过对咳嗽的药物使用范围进行频数分析，从而推断出高频次的药物在用药频次、功效、气味、归经的主导趋势，总结何老治疗咳嗽的临证方药的特点。

1. 用药频次较高的前 10 味的药物依次为蝉蜕、细辛、乌梅、甘草、桂枝、麻黄、附子、地龙、僵蚕、全蝎等。见表 5-16（用药频次较高的前 20 味药排序）。

表 5-16　用药频次统计

药物	排序	频次	频率（%）
蝉蜕	1	84	4.19
细辛	2	83	4.14
乌梅	3	82	4.09
甘草	4	80	3.99
桂枝	5	80	3.99
麻黄	6	80	3.99
附子	7	79	3.94
地龙	8	74	3.69
僵蚕	9	73	3.64
全蝎	10	73	3.64
蜈蚣	11	72	3.59
五味子	12	72	3.59
白芷	13	56	2.80
辛夷	14	54	2.70
苍耳子	15	51	2.54
赤芍	16	48	2.40
黄芩	17	40	2.00
金荞麦	18	40	2.00
知母	19	38	1.90
巴戟天	20	37	1.85
合计		1296	64.67

2. 何老治疗咳嗽方药的功效分类情况见表 5-17，表 5-18。统计治疗咳嗽 106 张处方，共用药 146 味，其中补虚药使用最多，共 34 味，占 23.29%，补虚药中又以补阳药使用最多，补阳药使用味数达 15 味，使用频次 151 次，占补虚药使用频率达 51.71%；补气药虽然使用仅为 6 味，位列第三，但使用频率较高为 93 次，使用频率 31.85%，平均每味药物使用 15 次。其次是清热药，用药赤芍、黄芩、金荞麦、知母等共 24 味，使用频次 343 次；再次是化痰止咳平喘药 18 味，使用 68 次，其中使用最多的是葶苈子。解表药虽然使用味数排列第四，但使用频率较高为 562 次，占总使用频率的 28.06%，位列第一，其中使用最多的是蝉蜕，使用频次达 84 次，使用频率 4.19%，其次是细辛，使用频次 83 次。

表 5-17　方药功效归类统计

药物名称	排序	味数	味数频率（%）	频次	频次频率（%）
补虚药	1	34	23.29	292	14.58
清热药	2	24	16.44	343	17.12
化痰止咳平喘药	3	18	12.33	68	3.39
解表药	4	16	10.96	562	28.06
利水渗湿药	5	9	6.16	22	1.10
平肝息风药	6	8	5.48	324	16.18
活血化瘀药	7	8	5.48	30	1.50
祛风湿药	8	6	4.11	48	2.40
消食药	9	4	2.73	21	1.05

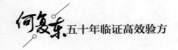

药物名称	排序	味数	味数频率（%）	频次	频次频率（%）
收敛药	10	4	2.73	158	7.89
安神药	11	3	2.05	7	0.35
泻下药	12	2	1.37	2	0.10
温里药	13	2	1.37	107	5.34
理气药	14	2	1.37	3	0.15
化湿药	15	2	1.37	5	0.25
止血药	16	1	0.68	2	0.10
驱虫药	17	1	0.68	1	0.05
开窍药	18	1	0.68	3	0.15
攻毒杀虫止痒药	19	1	0.68	5	0.25
合计		146	100	2003	100

表 5-18　补虚药功效归类统计

分类	排序	味数	味数频率（%）	频次	频次频率（%）
补阳药	1	15	44.12	151	51.71
补阴药	2	9	26.47	25	8.56
补气药	3	6	17.65	93	31.85
补血药	4	4	11.76	23	7.88
合计		34	100.00	292	100.00

3. 何老治疗咳嗽的四气和五味归类统计结果，见表5-19。从四气看，使用最多的是寒性药物，其次是温性药物；就五味看，使用最多的是苦味药物，其次是甘味药物，再

其次为辛味药物。

表 5-19　方药四气归类统计

四气	排序	味数	味数频率（％）	频次	频次频率（％）
寒	1	60	41.10	591	29.51
温	2	51	34.93	815	40.69
平	3	28	19.18	436	21.77
凉	4	4	2.74	43	2.15
热	5	3	2.05	118	5.89
合计		146	100.00	2003	100.00

表 5-20　方药五味归类统计

五味	排序	味数	味数频率（％）	频次	频次频率（％）
苦	1	72	33.03	590	22.41
甘	2	62	28.44	579	21.99
辛	3	57	26.15	1068	40.56
咸	4	12	5.50	206	7.82
酸	5	10	4.59	174	6.61
淡	6	5	2.29	16	0.61
合计		218	100.00	2633	100.00

4. 何老治疗咳嗽方药归经统计结果，见表 5-21。从表中可以看出，归入肺、大肠经的药物最多，占 25.32％，其次是肝胆经，占 24.05％；入脾、胃经的药物占 20.89％，位列第三。

表 5-21　方药归经情况统计

归经	排序	味数	味数频率（%）	频次	频次频率（%）
肺、大肠经	1	80	25.32	1257	27.81
肝、胆经	2	76	24.05	988	21.86
脾、胃经	3	66	20.89	974	21.55
肾、膀胱经	4	55	17.41	762	16.86
心经、小肠经	5	36	11.39	506	11.19
心包经、三焦经	6	3	0.95	33	0.73
合计		316	100	4520	100

六、结论分析

1. 清补并用，收散并举

中医学认为"人与天地相参"，环境对人体的影响不可忽视。不同地区、不同时间疾病的发病与患病情况各有不同，故各特定地域尚存在特发或高发疾病。新疆地处祖国西北，远离海洋，全疆平均年降水量仅为中国平均值 630 毫米的 23%，且水分蒸发强烈，呈现"极端干燥的大陆性气候"。据此，周铭心教授团队经过大量流行病学研究明确"西北燥证"好发于以新疆为代表的西北地区，并进一步证实，西北燥证之外感病因首推燥邪，次责火邪，亦关乎风与寒；其候复杂，网织交错，在肺可见顽固性咳嗽。何老在新疆生活工作 50 余年，对此观点较为赞同。在临床上使用清热药较多，从药物的功效统计结果分析，清热药位于第二，使用频次也较高，金荞麦、老鹳草、白毛夏枯草等是何老临床较为常用的清热药，何老称之为治咳"金三"方。从药物的四气五味规律统计结果分析，苦寒性药占比最多，体现何老喜用清法，善用苦寒。"邪之所凑，其气必虚"，何老临证经常告诫弟子，凡临床出现咳嗽，必有肺气先虚，在处方中必佐以一两味补益药。从功效统计结果分析，补虚药的使用占比第一，且以补阳药为多，何老遵张景岳之"阳常不足"论，在临床中喜用巴戟天、仙茅、淫羊藿、补骨脂等补益药，在治疗咳嗽时附子也是一味较为常用的归肾经的祛寒药，在咳嗽的临证处方中常喜用"麻黄附子细辛汤"发表温里，而使用频次较高的前10味的药物中就有麻黄附子细辛汤，为防辛散过度，苦寒伤正，在处方中常配伍乌梅、五味子等酸涩收敛药，以达清补并用，收散并举之目的。

2. 祛风止咳，温肺化饮

肺主气，司呼吸，开窍于鼻，外合皮毛，"肺为娇脏"不耐寒热，易受内外合邪而致宣肃失职，而风为六淫之首，如《素问·风论》："风者，百病之长也。"《素问·骨空论》："风为百病之始。"风邪是导致咳嗽最常见的病因，其他邪气多依附于风邪而侵犯于肺，故在治疗上何老对于外感咳嗽常以祛风止咳为主，用药轻扬而味辛，在临证处方配伍中或苦甘辛平肃降肺气，或苦辛温开肺气，或微辛而酸以敛肺气，一般不用血分药，从表5-16统计分析在前20味使用频次较高的药物中解表药占7味，归肺经，性味多苦甘辛平而轻清上扬，在归经统计表归肺经的药物使用最多，正如吴鞠通《温病条辨》所说"治上焦如羽，非轻不举"；从上表统计分析可以得出，何老治疗外感咳嗽多以祛风止咳为其主要用药思路。

《素问·咳论》："肺寒则内外合邪，因而客之，则为肺咳。"指出了咳证的病因病机，外感寒邪、内伤寒饮是引起咳嗽的常见病因，皮毛者肺之合，外感寒邪，先伤皮毛，皮毛受邪，则邪气从其合而内伤肺，肺气上逆则为咳；手太阴肺经，起于中焦，寒饮食入胃则寒邪循肺脉上至于肺，使肺气寒而为咳，二者是引发咳嗽的主要机制，尤其当外感之邪与内伤之邪相合时更易发生咳嗽。张仲景以此制定出解表散寒、温肺化饮经典方剂小青龙汤，何老传承经典，在临床中常加减使用小青龙汤，麻桂相须发汗散寒以解表邪、细辛、附子温肺化饮，兼助麻桂解表祛寒邪，纯用辛温发散恐伤肺气又配伍五味子、乌梅以敛肺止咳，在何老组方中甘寒辛温常常并用，如蝉蜕、细辛等一为甘寒，一为辛温，温而不燥，寒不伤正。

3. 善用虫类，搜风通络

虫类药的应用历史悠久，诸多医家多有论述。早在春秋战国时的《山海经》至清代的《医学衷中参西录》均对虫类药物的运用有所阐释，后有朱良春等名家继承发扬。

新中国成立后对于虫类药物在临床应用上的研究更加重视。近年来，研究和临床运用虫类药的报道不断增多，尤其对顽固性的疾病、疑难病证，在辨证施治的基础上应用虫类药可以取得良好的疗效。在中医门诊接诊的咳嗽病人，在此之前大多使用了抗生素，而目前抗生素的使用品种繁多，使用时间又偏长，因此大多为久咳不愈的患者，从中医分析咳嗽初期在气分，久则失治误治则入络，因而在临证时配伍虫类药搜邪剔络多或良效。虫类药物为血肉之体，又喜动跃，体阴用阳，能深入经络，祛除瘀痰。何老传承创新，治疗咳嗽时在辨证施治的基础上均加减使用虫类药辛散走窜、搜风通络以治咳。从表5-16统计数据中可以看出，蝉蜕、全蝎、地龙、蜈蚣、僵蚕是何老在咳嗽中最为常用的虫类药，何老称之为治咳五虫药。

4. 立足于肺，五脏同治

《素问·咳论》："五脏六腑均令人咳，非独肺也。"五脏六腑之咳"皆聚于胃，关于肺"，说明外邪犯肺可以致咳，其他脏腑受邪，功能失调而影响于肺者亦可致咳，咳嗽不只限于肺，也不离乎肺。该篇依据咳嗽的不同表现，分为五脏咳、六腑咳，从而确立了以脏腑分类的方法，为后世医家对咳嗽病证的研究奠定了理论基础。何老研习经典，在临床治疗中立足中医汲取西医学之长，西医学辨病中医辨证，采取辨病与辨证相结合的方法，通过多年的临床积累，何老指出，内伤咳嗽虽然在肺，但与肝、脾、肾等脏密切相关，病变性质为邪实与正虚并见，治疗上提出"立足于肺，五脏同治"，以祛邪扶正为其治疗原则，肺气虚者养肺气，治疗中以宣肺为主，如麻黄的使用较为频繁；脾气虚者健脾气，喜用甘草；久病咳嗽，延及于肾，由咳致喘者纳肾气以金水相生，喜用巴戟天、淫羊藿等补益肾阳的药物；"肝主升发，肺主肃降"，治疗中常佐以疏肝气，故在治疗上何老以宣肺气、健脾气、疏肝气、纳肾气等为治疗大法，从归经统计表可以看出，归经以肺经居多，肝、脾、肾经药物也是何老较为常用的。

　　总之，咳嗽是肺系疾病的主要证候之一，病因有外感、内伤之分。外感咳嗽为六淫外邪犯肺，有风寒、风热、风燥之不同；内伤咳嗽为脏腑功能失调，有肝火、痰湿、痰热、肺虚等区别，病机为邪气干肺，肺失宣降，肺气上逆发为咳嗽。病位在肺，但与肝、脾、肾等密切相关。通过对何老治疗咳嗽的处方统计分析，发现何老在治疗咳嗽方面，积累了丰富的经验，对外感咳嗽治疗以祛风止咳为主，对内伤咳嗽祛邪止咳、扶正补虚兼顾，治疗上立足于肺，肝、脾、肾同调。总体治疗特色治病求本，不拘于一方一药，方药特色清补并用，收散并举，善于配伍虫类药搜风通络。

（杨宇玲　韩涛　严兴海　何苗　李涛

吴斌　杜樱洁　何复东）

第五节 何复东治疗脾胃病
用药规律分析

《四库全书》提出"儒之门户分于宋，医之门户分于金元"。金元医学承上启下，改变了历史上侧重于经验方的局限，开拓了崭新的学术大争鸣局面，将中医药的发展推向新的高潮。金元四大家中的李东垣对《黄帝内经》《难经》等古典医籍的探讨深刻，通过长期临证实践，积累了丰富临床经验，提出了"内伤脾胃，百病由生"的论点，逐步形成了一套具有独创性的系统理论一脾胃论学说，擅长从脾胃论病，主张保护元气，开创了内伤脾胃学说及补土派的先河，其代表作《脾胃论》《兰室秘藏》《内外伤辨惑论》等给后世留下了丰富的医学资料，为历代众多名家所继承。何老敬仰李氏学说，注重中医理论和临床实践的结合，形成了自己辨病、辨证、辨状态的"三辨论治"思想，在脾胃病的临床诊治方面疗效显著。现通过方剂计量学研究的方法，探讨何老在脾胃病治疗方面思想特点，分析研究何老临证方药特点，探索以科研传承的方式对何老的临床经验、思辨特点、学术思想进行传承研究。兹将统计分析内容及结论分述如下。

一、资料来源

收集 2013 年 1 月至 2014 年 1 月期间何老治疗脾胃病的

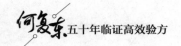

临证医案。

二、方剂的纳入与排除标准

1. 方剂纳入标准

汤剂剂型开具的内服中药饮片处方。

2. 方剂排除标准

（1）信息资料不全的方剂不予收录。

（2）选择内服方剂，外用方剂不予收录。

（3）无配伍意义的单方以及未注明药物组成的方剂不予收录。

三、中药名称及性味、归经的规范方法

对临证医案中同一味中药但是采用了不同的名称，依照高学敏主编的新世纪全国高等教育中医药行业规划教材《中药学》予以规范。所有药物的性味、归经的确定均依据《中药学》。统计发作期、缓解期不同药物归经所属药物的使用频次，以每一经出现一次为一个统计单位，凡一药物归数经者分别统计之；同时分别统计它们的性味。

四、统计处理与分析

将何老治疗脾胃病的临证医案数据输入电脑，建立 EXCEL 表格，对药物各项指标进行分析统计。建立何老临证医案方剂数据库，包括基本信息库及药物库。基本信息

库包括编号、姓名、年龄、性别、诊断、证型 6 项内容；药物库包括编号、药物名称、四气、五味、归经和药物类别。本研究使用数据库软件 EXCEL 编程建立数据录入系统，由两人分别独立进行数据录入，数据录入后进行二次检验，再由另外一人进行修改，直至两个数据库完全一致。

五、统计结果

1. 本次研究录入何老治疗脾胃病相关处方共计 81 首，共用药 145 味，使用频次 1239 次。用药频次较高的药物依次为炒神曲、炒鸡内金、薏苡仁、法半夏、藿香、紫苏梗、桂枝、大腹皮、山楂、黄连、砂仁、厚朴、枳壳、甘草、竹茹、鹿茸、瓜蒌、佩兰、巴戟天、黄芩等，见表 5-22。

表 5-22 用药频次统计

药物	排序	频次	频率（%）
炒神曲	1	45	3.63
炒鸡内金	2	45	3.63
薏苡仁	3	43	3.47
法半夏	4	42	3.39
藿香	5	42	3.39
紫苏梗	6	42	3.39
桂枝	7	37	2.99
大腹皮	8	34	2.74
山楂	9	32	2.58

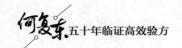

续表

药物	排序	频次	频率（%）
黄连	10	32	2.58
砂仁	11	28	2.26
厚朴	12	28	2.26
枳壳	13	27	2.18
甘草	14	24	1.94
竹茹	15	23	1.86
鹿茸	16	23	1.86
瓜蒌	17	22	1.78
佩兰	18	20	1.61
巴戟天	19	20	1.61
黄芩	20	17	1.37
…	…	…	…
草果	50	8	0.65
合计	145	1239	100.00

2. 何老治疗脾胃病使用最多的是补虚药，共 32 味，占 22.10%，使用频次 249 次，占总频次的 20.10%。其次是清热药，用药黄连、黄芩等共 16 味，使用频次 107 次；再次是解表药 13 味，使用 136 次，其中使用最多的是紫苏梗。而化痰止咳平喘药使用最多的是法半夏，使用频次达 42 次，使用频率 3.39%。见表 5-23。进一步对补虚药进行分析，补虚药中以补阳药使用频次最多，为 11 味，占

34.38%，使用频次 119 次，占补虚药总频次的 47.6%。见
表 5-24。

表 5-23　方药功效归类统计

分类	排序	味数	味数频率（%）	频次	频次频率（%）
补虚药	1	32	22.10	249	20.10
清热药	2	16	11.03	107	8.64
解表药	3	13	8.97	136	10.98
化痰止咳平喘药	4	11	7.59	109	8.80
活血祛瘀药	5	11	7.59	47	3.79
理气药	6	10	6.90	121	9.77
利水渗湿药	7	9	6.21	75	6.05
温里药	8	8	5.51	31	2.50
化湿药	9	7	4.83	157	12.67
平肝息风药	10	6	4.14	10	0.80
消食药	11	5	3.45	142	11.46
收涩药	12	5	3.45	18	1.45
祛风湿药	13	3	2.07	11	0.89
止血药	14	3	2.07	4	0.32

表 5-24　补虚药功效归类统计

分类	排序	味数	味数频率（%）	频次	频次频率（%）
补阳药	1	11	34.38	119	47.6
补气药	2	9	28.12	90	36
补阴药	3	8	25.00	15	6
补血药	4	4	12.50	26	10.4
合计		32	100.00	250	100.00

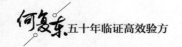

3. 从四气看，使用最多的是温性药物，其次是寒性药物；就五味看，使用最多的是甘味药物，其次是辛味药物。见表5-25、表5-26。

表5-25 方药四气归类统计

四气	排序	味数	味数频率（%）	频次	频次频率（%）
温	1	61	42.07	621	50.12
寒	2	42	28.97	249	20.10
平	3	34	23.45	255	20.58
热	4	6	4.14	51	4.12
凉	5	2	1.38	63	5.08
合计		145	100	1239	100

表5-26 方药五味归类统计

五味	排序	味数	味数频率（%）	频次	频次频率（%）
甘	1	66	31.73	629	35.24
辛	2	62	29.81	572	32.04
苦	3	55	26.44	372	20.84
酸	4	11	5.29	87	4.87
淡	5	8	3.85	75	4.20
咸	6	6	2.88	50	2.80
合计		208	100.00	1785	100.00

4. 统计何老治疗脾胃病的方药归经情况发现，归入脾、胃经的药物最多（34.28%），其次是肺、大肠经（21.76%），入肝胆经的药物占17.32%，位列第三。见表5-27

表 5-27　方药归经情况统计

归经	排序	味数	味数频率（%）	频次	频次频率（%）
脾经、胃经	1	86	27.83	920	34.28
肺经、大肠经	3	63	20.39	584	21.76
肝经、胆经	2	65	21.04	465	17.32
肾经、膀胱经	4	45	14.56	280	10.43
心经、小肠经	5	27	8.74	253	9.43
心包经、三焦经	6	23	7.44	182	6.78
合计		309	100.00	2684	100.00

六、结论分析

1. 临床上脾胃病是常见病及多发病，具有反复发作、病程较长的特点，通过对何老用药统计分析发现，何老用药以补阳药和清热药为主，性味突出甘、辛、苦、温、寒，归经以脾胃、肝胆、肺大肠为多，体现了《素问·评热病论》"邪之所凑，其气必虚"的发病学的观点；以"治病求本""虚则补之"为治疗原则，何老遵经据典，效李东垣之"内伤脾胃"立论，治疗脾胃病善于运用补虚药，如补气药之甘草、党参、白术、山药、白扁豆等使用频次均在 10 次以上，此类药物性味以甘温为主，药性平和，作用和缓；又"气不足便是寒"，寒即阳虚，阳虚为动力不足，人体之阳热功能来源于先天之肾，充养于后天之脾，故从两脏去补充。统计数据证实，方中多用甘草、鹿茸、巴戟天，以益气健脾温阳益肾。但对于补虚药，亦非滥用，在临证中，根据病情之不同，随证与苦寒药同用，如清热药之黄连、黄芩的使用，以达甘温补益、苦寒泄热而和其阴阳之目的。

脾胃病的治疗，《素问·脏气法时论》说："脾苦湿，急食苦以燥之""脾欲缓，急食甘以缓之，用苦泻之，甘补之"。何老则遵《黄帝内经》之旨意而将之具体化，在临床上有意识的使用辛、甘、苦、温、寒之品，尤其重视甘温药物的运用，以"甘味入脾""苦能燥湿""辛以润之"，统计归经以脾胃经居多，正合脾喜甘、喜温、喜升、喜燥之特性，培补脾胃以甘温之剂使脾胃气旺，清阳上升，阴火潜藏。

脾胃位于中焦，同时与肝、肺密切相关，肝、脾、肺三脏功能失和在脾胃病的发病中极为关键。何老常云："肝为起病之源，胃为受病之所。"在其处方治疗中常以调和肝脾、肝胃为基本法则。肺主一身之气，肺气不通中焦气机必滞，何老遵东垣之论"脾胃一虚，肺气先绝"。脾胃病导致肺气虚弱：一方面脾精不能上滋于肺，即土不生金；另一方面胃虚上乘以灼肺。二者均可引起"肺之脾胃虚"，即脾胃虚肺绝生化的源泉而肺亦虚。因此临床常以宣发气机之法调节中焦气滞之病，如解表药的运用，在补益当中配伍解表药风药，以升发脾胃之阳，尤喜用桂枝、紫苏以辛散温通，此类药物大多归经于肺经。统计可见何老临床比较重视脾胃、肺大肠、肝胆三经的用药。

2. 治疗偏重消食化滞，祛湿化浊。新疆昌吉回族自治州主要以回族、汉族、维吾尔族、哈萨克族等多个民族杂居，饮食习惯以面食为主，平素喜酒肉肥甘、辛辣炙煿之品，久则"饮食自倍，肠胃乃伤"而致脾失健运，易生积滞；且昌吉地区地处北疆，延天山北麓分布，气候较干燥，冬季寒冷漫长，春秋短暂风燥，夏季炎热，人们喜贪凉饮冷，这种饮食、居住的生活习惯致使本地区居民易产生食积、湿滞、痰瘀等浊毒之物。何老因地、因人、因时，三因制宜辨证用药，从用药频次统计来看，使用频次前 2 位的神曲、鸡内金均为消食药；从功效归类统计来看，消食药的使用虽然仅为 5 味，但使用频次高达 142 次，占总频率的 11.46%，位列使用频次第三。消食药性味甘平，主归脾胃经，具有消食化积、健脾开胃和中之功。其代表药神曲甘辛，消食和胃，是面粉和其他药物混合后经发酵制成的曲剂，故功善解酒积，因含有多量酵母菌和复合维生素 B，故可调整肠道菌群，与西医学目前提出的肠道微生态学一致。鸡内金消食化积作用较强，并可健运脾胃，广泛用于米、面、薯、芋、乳、肉等各种食积证。山楂酸甘，微温，功善消食化积，尤为消化油腻肉食积滞。现代药理研究证实，山楂所含的脂肪酸能促进脂肪消化，增加胃消化酶的分泌，促进消化，且对胃肠功能有一定的调整。从功效统计来看，其祛湿药所占比例较高，祛湿药在本次统计中有利水渗湿药、化湿药、祛风湿药等，三者合计使用频

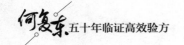

次达 243 次，尤其化湿药，使用频次达 157 次，占总频次的 12.67%，位列使用频率第二，符合"脾喜燥恶湿"之意；其代表药藿香使用频率达 42 次，近一半的处方使用了藿香，藿香辛、微温，归脾胃、肺经，可化湿、止呕、解暑，既可解内外之湿，又可清炎热感寒暑湿；利水渗湿的代表药薏苡仁甘淡凉，归脾胃、肺经，功效渗湿健脾，与同类药茯苓相比，薏苡仁性凉而清热，茯苓性平，故何老喜用薏苡仁，谓现代人喜食膏粱厚味，易内生积滞，久而化热，故常用之；祛风湿药的蚕沙、木瓜在本次统计中也占有比例，蚕沙和木瓜均为祛风寒湿药，能祛风湿、化湿和胃，体现了何老中医药的特异性辨治用药。"脾胃为生痰之源"，久病顽疾均为痰所致，在本次统计中发现，化痰止咳平喘药使用频次达 109 次，其代表药法半夏使用频次达 42 次，性味辛温，归脾胃、肺经，具有燥湿化痰、降逆止呕、消痞散结之功，经典方剂"二陈汤"、"香砂六君汤""半夏泻心汤"等与脾胃相关的方剂中均有半夏配伍，是临床最为常用的燥湿化痰和胃的一味中药，在脾胃病的处方中配伍半夏有较好的疗效。

3. 处方用药寒温并用，补泄兼施以达气机调畅之目的。脾胃病常因中虚气弱，寒热错杂，升降失常而致临证错综复杂，处方用药常需寒温并用，平调寒热，如代表方剂"半夏泻心汤"。何老师其法，在甘温补益的基础上随症加减，从功效统计发现半夏、黄连的使用频次均在前 20 位之内，二药均为半夏泻心汤的组方，半夏辛温，散结除痞，又善降逆止呕；黄连苦寒泄热，辛温苦寒并用；临证积滞化热、湿郁化热较为常见，又配伍清热药，从功效统计分析补虚药位于第一，清热药位于第二，而清热药类药物药性寒凉，补虚药大多为性温，从四气分析寒温药所占比例接近，提示何老用药寒温并用，从使用频次统计分析发现，黄连使用频次达32次，位于前10位，黄连属清热燥湿药，性味苦寒，归心、脾胃、胆、大肠等经，有清热燥湿、泻火解毒之功，可除湿热痞满、湿热泻痢、呕吐吞酸等多种与脾胃相关的临床症状，又可牵制半夏、桂枝辛温药的燥烈之性，达寒热平调，和其阴阳之目的，且现代药理研究证实，黄连对葡萄球菌、链球菌以及除宋内氏以外的痢疾杆菌均有较强的抗菌作用，尤其对幽门螺杆菌有较强的杀灭作用。从功效、性味统计分析发现，何老处方配伍辛温补益，苦寒泄热，使寒去热清，上下调和，升降复常，气机调畅，病其痊愈。

脾胃居于中焦，具有冲和之性，是气机升降的枢纽，通连上下，升则上输于心肺，降则下归与肝肾，肝的升发，肺的肃降，皆赖于脾胃的健运，若升清降浊功能受阻，临床则出现一系列脾胃升降失和之证，如食积、湿阻、痰结、血瘀、热郁等寒热错杂，因此在治疗中强调"调畅气机"，疏解壅塞，消散郁滞。其中关键在于两点：一条达肝木，二升清降逆。在本次统计中发现，何老用药归经最多是脾胃经，其次是肝胆经，肺与大肠经位居第三。何老承前人要旨，强调调畅气机，五味的药物统计结果辛味位于第二位，辛能散，辛味药大多入肺经。用量较多的是解表药，功效统计结果位于第三位，占总用药数的 10.98%，使用频次达 136 次。补虚药、解表药即东垣先生习用之益气升阳风药，统计结果表明，何老常用参、术、草甘温补气，配伍桂枝、紫苏等辛温风药鼓荡升阳，其治脾胃病，在甘温益气升阳之时不忘辛开，为防温燥伤阴，辛散耗气，在其处方中使用苦寒泄热之药，从统计表可以一窥一二。统计发现何老重视辛、甘、苦、温、寒之性的药物使用，承袭了《黄帝内经》中脾胃病的治疗原则——《素问·脏气法时论》的"脾苦湿，急食苦以燥之""脾欲缓，急食甘以缓之，用苦泻之，甘补之"。故何老在临床中根据不同病情灵活配伍，积滞内停、气机阻滞喜配理气药，使气行而积消，统计结果证实，理气药使用频次达 121 次，占总频次的 9.77%，其代表药大腹皮、枳壳使用频次均在 20 次以上，位于前 20 位之内。从功效、性味、归经统计发现何老处方总体温补辛开，健脾运脾，苦降清泄解郁热，辛温与苦寒相伍，平衡阴阳，斡旋气机。

4. 善于合化，喜用甘草，遣方用药体现特异性辨治。"甘酸化阴""辛甘化阳"思想最早见于《素问·阴阳应象大论》对药物的气味论述："辛甘发散为阳，酸苦涌泄为阴""以辛散之""以酸收之""以甘缓之"等。在医圣张仲景的方剂中甘、辛、酸的配伍较为常见，成无己在《注解伤寒论》中首次提出了"辛甘化阳、酸甘化阴"的概念。"芍药甘草汤""桂枝甘草汤""桂枝汤"等是临床上使用较多的合化代表方剂，其共同点是均使用了甘草，或为君，或为臣，或佐使。何老熟读经典，对《伤寒论》《金匮要略》中合化方剂研习颇深，在临床处方配伍中善于合化，喜用甘草，利用药物的协同作用来对机体进行自我调整，自我修复而实现阴阳调和之目的。甘草甘平，归脾胃、心肺等经，具有补脾益气，缓急止痛，清热解毒，调和诸药等功效，近四分之一的处方使用了甘草，有的为君药，有的为佐使药，与辛温药巴戟天、鹿茸配伍，与酸温祛风湿药木瓜配伍，体现了"辛甘化阳，酸甘化阴"的思想，与养阴药同用可防滋阴之黏腻，与助阳药同用可防辛散太过，与升陷药同用可防升举逆气之弊，与清热药同用可防苦寒太过伤中，与培肾药同用可调其阴阳。何老在临床用甘草的特点，一为生用，二为量大，一般用量都在30g左右。现代药理研究证实，甘草含三萜类有抗溃疡、抑制胃酸分泌、缓解胃肠平滑肌痉挛及镇痛作用，能促进胰液分泌，有类似肾上腺皮质激素样的作用。鹿茸甘咸温，归肾、肝经，补肾阳，益精血，强筋骨，托疮毒，在方剂配伍中少佐鹿茸可起到暖火补土的治疗效果。巴戟天辛甘温，归肾、肝经，补肾助阳，与甘草合用辛甘化阳，其含有糖类、黄酮、氨基酸等成分，可抗疲劳，提高机体免疫力。

紫苏、桂枝辛温，属解表药，均为发散风寒药，在本次统计中紫苏、桂枝使用频次达42、37次，紫苏解表散寒，行气宽中，桂枝发汗解肌，助阳化气，二者在此使用体现了何老遵李东垣前辈的"升阳益气"之治则，与甘草配伍体现辛甘化阳，辛温补益之法。现代药理研究证实，桂枝、紫苏均含有挥发油，桂皮油有健胃、缓解胃肠道痉挛的作用，且可抑制痢疾杆菌、肠炎沙门氏杆菌、霍乱弧菌等，紫苏煎剂可促进消化液的分泌，增进胃肠蠕动，对大肠杆菌、痢疾杆菌均有抑制作用。方药运用既重视经典，更重视创新发展，又结合现代药理学研究遣方用药。

脾胃病是常见病、多发病，其病机复杂，临证可见中虚、食积、湿郁、气滞、痰瘀等，且重叠交叉，单一证型出现机会很少，既有寒热错杂，又有虚实相兼。所以何老主张方随法变，药因证异，遣药组方，谨守病机。通过对何老用药的功效、使用频次、性味、归经等统计对比，发现何老治疗脾胃病以健脾益气、消食化滞、祛湿化浊为治疗总则，临床辨病、辨证、辨状态相结合，处方配伍寒温并用和其阴阳，辛开苦降调畅气机，补泻兼施顾其虚实，其用药灵活，传统药物辨治与现代中药特异性辨治相结合，标本兼顾，使脾气升，胃气降，气机通，中气旺。

（杨宇玲　严兴海　陈豫　陈英　何苗　李涛

吴斌　杜樱洁　何复东）

第六节　何复东治疗月经不调用药规律分析

　　为了更好地学习何老治疗月经不调的经验以及用药特点，传承何老的临床经验、思辨特点、学术思想，本节用周铭心教授创立的方剂计量学研究的方法，全方位研究分析何老治疗月经不调的临证方药特点，兹将统计分析内容及结论分述如下。

一、资料来源

　　收集 2013 年 1 月至 2014 年 1 月期间何老治疗月经不调的临证医案。

二、方剂的纳入与排除标准

1. 方剂纳入标准

汤剂剂型开具的内服中药饮片处方。

2. 方剂排除标准

（1）信息资料不全的方剂不予收录。

（2）选择内服方剂，外用方剂不予收录。

（3）无配伍意义的单方以及未注明药物组成的方剂不予收录。

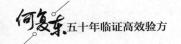五十年临证高效验方

三、中药名称及性味、归经的规范方法

对临证医案中同一味中药但是采用了不同的名称，依照高学敏主编的新世纪全国高等教育中医药行业规划教材《中药学》予以规范。所有药物的性味、归经的确定均依据《中药学》。统计发作期、缓解期不同药物归经所属药物的使用频次，以每一经出现一次为一个统计单位，凡一药物归数经者分别统计之；同时分别统计它们的性味。

四、统计处理与分析

将何老治疗月经不调的临证医案数据输入电脑，建立EXCEL 表格，对药物各项指标进行分析统计。建立何老临证医案方剂数据库，包括基本信息库及药物库。基本信息库包括编号、姓名、年龄、性别、诊断、证型 6 项内容；药物库包括编号、药物名称、四气、五味、归经和药物类别。本研究使用数据库软件 EXCEL 编程建立数据录入系统，由两人分别独立进行数据录入，数据录入后进行二次检验，再由另外一人进行修改，直至两个数据库完全一致。

五、统计结果

通过对月经不调的药物使用范围进行频数分析，从而推断出高频次的药物在用药频次、功效、气味、归经的主导趋势，总结何老治疗月经不调的临证方药的特点。

1. 用药频次较高的药物依次为巴戟天、仙茅、葛根、补骨脂、紫河车、淫羊藿、制何首乌、当归、菟丝子、锁阳、炒白芍等。见表5-28。

表5-28 用药频次统计

药物	排序	频次	频率（%）
巴戟天	1	65	5.28
仙茅	2	64	5.20
葛根	3	64	5.20
补骨脂	4	59	4.79
紫河车	5	58	4.71
淫羊藿	6	58	4.71
制何首乌	7	57	4.63
当归	8	52	4.22
菟丝子	9	52	4.22
锁阳	10	41	3.33
炒白芍	11	35	2.84
煅石决明	12	32	2.60
川芎	13	30	2.44
知母	14	30	2.44
甘草	15	29	2.36
泽兰	16	26	2.11
鹿茸	17	26	2.11
桂枝	18	23	1.87
益母草	19	22	1.79
黄连	20	22	1.79
…	…	…	…
贯众	55	2	0.16
合计		1231	100.00

2. 何老治疗月经不调方药的功效分类统计共计 81 首处方，共用药 1231 味，其中使用最多的是补虚药，共 22 味，占 40%，使用频次 688 次，占总频次的 55.89%。补虚药其中又以补阳药使用频次最多，为 8 味，占 38.10%，使用频次 369 次，占补虚药总频次的 53.63%；其次是活血化瘀药，用药当归、炒白芍、川芎、泽兰、益母草等共 11 味，使用频次 157 次；再次是清热药 8 味，使用 152 次，其中使用最多的是知母。而解表药使用最多的是葛根，使用频次达 64 次，使用频率 5.2%，其次是桂枝。见表 5-29、表5-30。

表 5-29 方药功效归类统计

分类	排序	味数	味数频率（%）	频次	频次频率（%）
补虚药	1	22	40.00	688	55.89
活血祛瘀药	2	11	20.00	157	12.75
清热药	3	8	14.55	152	12.35
解表药	4	3	5.45	92	7.47
平肝息风药	5	3	5.45	68	5.52
祛寒药	6	3	5.45	26	2.11
利水渗湿药	7	2	3.64	23	1.87
收敛药	8	1	1.82	15	1.22
理气药	9	1	1.82	8	0.65
杀虫药	10	1	1.82	2	0.16

表5-30　补虚药功效归类统计

分类	排序	味数	味数频率（%）	频次	频次频率（%）
补阳药	1	8	38.10	369	53.63
补血药	2	6	28.57	173	25.15
补气药	3	5	23.81	117	17.01
补阴药	4	2	9.52	29	4.22
合计		21	100.00	688	100.00

3. 何老治疗月经不调方药的四气和五味归类统计，见表5-31、表5-32。从四气看，使用最多的是温性药物，其次是寒性药物；就五味看，使用最多的是甘味药物，其次是辛味药物。

表5-31　方药四气归类统计

四气	排序	味数	味数频率（%）	频次	频次频率（%）
温	1	20	36.36	583	47.36
寒	2	16	29.09	312	25.35
平	3	15	27.27	251	20.39
热	4	3	5.45	83	6.74
凉	5	1	1.82	2	0.16
合计		55	100	1231	100

表5-32　方药五味归类统计

五味	排序	味数	味数频率（%）	频次	频次频率（%）
甘	1	27	34.62	604	31.79
辛	2	18	23.08	577	30.37
苦	3	23	29.49	440	23.16

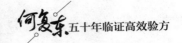

续表

五味	排序	味数	味数频率（%）	频次	频次频率（%）
咸	4	4	5.13	181	9.53
酸	5	4	5.13	75	3.95
淡	6	2	2.56	23	1.21
合计		78	100.00	1900	100.00

4. 何老治疗月经不调方药归经统计，见表5-33。可以看出，归入肾、膀胱经的药物最多，其次是肝胆经；入肾经、膀胱经的药物占31.4%，入肝胆经的药物占22.31%，而归脾胃经的药物占14.88%，位列第三。

表5-33　方药归经情况统计

归经	排序	味数	味数频率（%）	频次	频次频率（%）
肾经、膀胱经	1	38	31.40	806	31.12
肝经、胆经	2	27	22.31	733	28.30
脾经、胃经	3	18	14.88	399	15.41
心经、小肠经	4	18	14.88	340	13.13
肺经、大肠经	5	14	11.57	226	8.73
心包经、三焦经	6	6	4.96	86	3.32
合计		121	100.00	2590	100.00

六、结论分析

1. 善于温补，重在补肾

《素问·上古天真论》说："女子七岁肾气盛，齿更，发长；二七而天癸至，任脉通，太冲脉盛，月事以时下，故有子。"这段内容揭示了女子在肾气充足的情况下，产生了女性特有的生理特点。届时气血使冲任二脉下注胞宫，肾阴肾阳平衡，封藏守职，开阖有度，胞宫的藏泻功能亦已成熟，月经初潮便按时而下，胞宫行使周期性行经的职责。由此可知，肾的功能失调是导致月经失调的根本原因。据此何老遵经据典，阐发幽微，治疗月经不调重视强壮肾阳，从统计结果可以看出，方中多用温润补肾填精之品，如巴戟天、仙茅、补骨脂、紫河车、淫羊藿、制何首乌、菟丝子、锁阳、鹿茸等性温味甘之类药物。从归经分析，多归肾经，如巴戟天、仙茅、淫羊藿等补肾助阳类药物。现代药理研究证实，其主要含有黄酮、氨基酸等，有明显的促肾上腺皮质激素样作用。仙茅辛热，归肾、肝经，温肾壮阳；菟丝子辛甘平，归肾肝脾，补肾益精，水煎剂能明显增强黑腹果蝇交配次数；淫羊藿辛甘温，归肾肝经，补肾壮阳，主要成分是黄酮类化合物，现代药理研究证实，淫羊藿可以增强下丘脑-垂体-性腺轴及肾上腺皮质轴、胸腺轴等内分泌系统的分泌功能。从药性分析，大多为温、热之性，但未见使用附子、肉桂等性温刚燥、剽悍易于劫津耗阴之品，体现了何老用药助阳益气，温润填精，取"少火生气"之意。

2. 补阳为主，兼顾气血

月经以血为本，"女子以肝为先天""肝肾同源""精血同源"。何老方药中多以补益类功效的药物为主，补益肾气，精血俱旺，故在巴戟天、仙茅、补骨脂、紫河车、淫羊藿、菟丝子、锁阳等补肾填精益髓的基础上配合当归、炒白芍、何首乌等补血活血药。血脉贵在周流不休营养全身，冲任通盛，血海满溢，故补的同时不忘活血通脉、活血祛瘀，如配伍川芎、泽兰、益母草等活血通脉药。"脾为后天之本，气血生化之源"，从归经统计分析来看，脾胃经药位居第三，反映何老在重视补肾养血柔肝的基础上不忘健脾以滋血源，其中尤其喜用甘草，甘草既能补脾益气，调和诸药，又能降低方剂中温阳药物的燥烈之性，其甜味浓郁可矫正方中药物的滋味，缓解某些药物对胃肠的刺激。

3. 辛开苦降，调畅气机

"任脉通，太冲脉盛，月事以时下"，而在经脉循行上，足厥阴肝经与冲任二脉相通，《灵枢·五音五味》曰："冲脉、任脉皆起于胞中，上循背里，为经络之海。"足厥阴肝经与任脉交会于"曲骨"，并有许多循行部位相同；冲脉与肝脉交会于"三阴交"，于会阴及足趾部相络。肝藏血，主疏泄，调畅一身之气机。肝血充盈，藏血功能和疏泄功能相互协调，冲盛任通，胞宫才能藏泄有期，维持女子月经正常。肝喜条达、恶抑郁，而女子"有余于气，不足于血"的秉性，易情志不畅，肝气郁结，致冲任不调，血海蓄溢失常，则出现月经不调。现代研究认为，大约有 20% 的月经病与心理因素有关，其机理为情志因素通过大脑皮质干扰下丘脑—垂体—卵巢轴的分泌功能，从而导致排卵障碍和内分泌紊乱，出现月经不调。何老承前人要旨，强调"女子以肝为先天"，在治疗中较多使用了归肝胆经的药物，如何首乌、锁阳、炒白芍、当归、巴戟天、淫羊藿等。从统计归经的结果发现，肝胆经仅次于肾经，再其次为脾胃经，如使用频次较高的葛根、甘草，其治疗大法已彰显补肾疏肝健脾；从药性统计结果发现，用药寒温并用，甘补之时不忘辛开。整体用药甘而不滞，润而不腻，温而不燥，使气机调畅，气血调和。

4. 补而不滞，寒热平调

张介宾在《景岳全书·新方八阵》中指出："善补阳者，必于阴中求阳，则阳得阴助，而生化无穷；善补阴者，必于阳中求阴，则阴得阳生，而泉源不竭。"何老注重方剂的整体特色，注意调补肾的阴阳平衡，在补肾温肾之中伍以清热之品，在肾水两旺的情况下不泄其水，而配以滋补肾水的知母，并运用大剂量的葛根（30g）。葛根属解表类的发散风热药，甘辛凉，归脾胃经，其使用频次仅次于巴戟天、仙茅，取葛根解肌退热，生津止渴之意，以制约补肾阳药物温燥之性，防止劫津伤阴，又能升发清阳，鼓舞脾胃清阳之气上升。现代药理研究证实，葛根主要含有黄酮类的物质，如大豆苷、大豆苷元、异黄酮苷，为合成雌激素的主要成分。另综合统计分析，活血药也是寒温并用，如益母草辛苦微寒，泽兰苦辛微温，方药运用补而不滞，寒热平调，既重视经典，更重视创新发展，又结合现代药

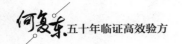

理学研究遣方用药，使整体特色趋于平和。

月经不调病属虚实寒热错杂，所以何老主张"观其脉证，知犯何逆，随证治之"。通过对何老用药的功效、使用频次、归经、四气五味等统计对比，发现何老治疗月经病以补肾填精为主，疏肝健脾、活血调经为辅，辨病辨证相结合，使精血俱旺，冲任调畅，气血调和，月经正常。其用药灵活，温润填精兼顾气血，辛开苦降以调畅气机，补而不滞，寒热平调。

（杨宇玲　何苗　李涛　吴斌　杜樱洁　严兴海　何复东）

第七节　何复东治疗腹泻型肠易激综合征的临证经验

肠易激综合征是一种以腹痛或腹部不适伴排便习惯改变为特征的功能性肠病。何老治疗该病时在传统辨证论治的基础上结合自己的多年临床实践与体会，有所发挥，每获奇效。

何老指出，治疗疾病必须认识其病机，遣方用药针对病机方可获得良效。腹泻型肠易激综合征属于中医的痛泻范畴。叶天士言："脾为阴土，胃为阳土，脾恶湿，宜升宜燥，胃恶燥，宜降宜润。"这是脾胃的生理特性，脾胃病治疗当使其阴阳、升降、润燥各守其位而司其性，不使其偏常。升与降，润与燥是相反相成的，相互影响的。临证须明确在脾在胃，权衡两者何主何从，正确处方调整，以复其升降润燥之性。何老认为，胃以通顺，以降为补，脾以升为顺，以运为补。这是应脾胃的生理特性而采取的调整脾胃功能的治疗手段，用药的规矩，补不可令其壅滞，降不可令其峻利，总以适中为要。同时，调整脾胃功能还需要明白肝、脾、肾的五行克关系，肝是克制脾土的，且有肝为乙木，胆为甲木之分；土又有脾为阴土，胃为阳土之别。脾土本是制水，但肾司二便，对二便有制约分利之权，肾阳又有暖土、固肠之力。在治疗中时时事事要想到照顾和恢复这些正常生理功能，才能获得良好的临床疗效。基于以上认识，何老总结出针对腹泻型肠易激综合征的治疗方案：

一、抑木扶土调肝脾，久泻不止温脾肾

痛泻，此肝脾两藏之病也，盖以肝木克土，脾气受伤，治以抑木扶土，用朱丹溪之痛泄要方。"痛责之肝"，抑木即泻肝，用白芍以柔肝缓横逆之急，或可更佐以甘草，以芍药甘草汤之势缓急止痛。"泻责之脾""脾责之虚"，脾虚则运化水湿之职失司，白术、陈皮补脾复运以止泻，防风为风药，风能胜湿，泻可止也。其实痛泻要方非只治腹泻型肠易激综合征，亦可治疗便秘型肠易激综合征，只须对药物剂量进行调整既可，大剂量的单味生白术用 60~90g 就能通便，前者是脾虚失运而成痛泻，今实脾健脾而司运，

自可把秘结大便降运而行。另外上海曙光医院蒋健教授在《中医学报》发表有关通腑芍药甘草汤的论文，何老学而用之确有疗效，只需将芍药加至 50g，再辅以甘草 12g 即可。同是痛泻要方，调整芍药、白术剂量之后又成通便之剂，这也是中医的奇妙之处。

对痛泻日久，治而无效者，是为下元失守。脾阳之极在命门，温脾暖肾之四神丸乃辨证治疗本证的首选方，若有痛泻存在者，可与痛泻要方合用。四神丸中肉豆蔻、吴茱萸、补骨脂皆为补肾暖脾之品，再加五味子之涩敛，共奏温肾暖脾、涩肠止泻之效。临证时，根据辨证情况，可加入附片、干姜、诃子。

二、疗效不佳责之风，从风论治辟蹊径

痛泻要方中有风药防风，用准即效。治风之药能散郁，可条达肝木，能胜湿且善升阳，阳升湿去泻无资而脾土健。故许多医生在治泻方中喜添羌活、葛根、荆芥、白芷、麻黄、藁本，皆因治风药多有抗过敏之功，也有使用乌梅、五味子者，以其既有固涩之效，又有抗过敏之功。临床中何老根据腹泻型肠易激综合征患者便次频，有急迫感，或每食后即泻的特点，属风邪善行数变之象，改用麻黄附子细辛汤合乌梅、蝉蜕、僵蚕、全蝎、蜈蚣、桂枝、白术 7 味治疗，往往速效，这是以风药而治疗善行数变风病的一种尝试。

麻黄附子细辛汤出自《伤寒论》少阴病篇，主治少阴病兼表证，有温经发表、表里双解之功效。何老起初在治疗风咳时用此方，疗效为患者称颂。何老认为，凡风之为病，概可通用。临床用之治疗腹泻型肠易激综合征、荨麻疹、湿疹、哮喘，随诊加减，往往可获奇效。现代药理研究证实，麻黄含有的生物碱可以抗过敏、抗菌、抗病毒、抗肾衰，能稳定肥大细胞膜，拮抗炎性介质。附片含有去甲乌头碱等40多种生物碱，可以增加吞噬细胞的吞噬功能，提高机体非特异性免疫功能，参与机体特异性免疫机制，促进下丘脑－垂体－肾上腺－胸腺轴的功能。细辛含有挥发油、消旋去甲乌头碱等，可抑制炎症介质释放，抗过敏、抗变态反应，对细胞免疫、体液免疫都有明显的抑制作用，能增强肾上腺皮质功能。三种药物配合作用不仅可以抗炎、镇咳、解痉，还可以促进下丘脑－垂体－肾上腺的功能，作用类似肾上腺皮质激素，但无激素样副作用。

三、病情错杂兼虚实，攻补兼施宜并举

若痛泻以健运障碍为主，常大便次数增多，便后仍觉便意不尽，伴肠鸣、坠胀，此乃脾不升清、胃不降浊、湿浊下滞大肠所致，正如《素问·阴阳应象大论》所言："清气在下，则生飧泄。"治当以七味白术散或调中益气汤视证而施。葛根、升麻、柴胡可升清阳，木香、苍术可导湿浊，甚者可加枳实、槟榔、莱菔子等清升浊降，肠胃气

机畅而坠胀除。在肠易激综合征中，有腹泻与便秘交替出现的情况，则泻时视证抑木扶土或温脾暖肾固摄，大便秘滞则健脾温肾与通腑导浊并施，"但见是证，随证治之"，证合则法合，方随法行。

《景岳全书·泄泻》说："凡泄泻之病，多由水谷不分，故以利水为上策。"对于痛泻肠鸣水样便，若单分利水湿，则脾肾愈伤，进而成滑脱之势，何老认为，此类病证，既要健脾固肾，又要分利水湿，以真人养脏汤合春泽汤相机合进，乌梅、石榴皮、赤石脂固涩之药可选择应用，但尽量避免使用罂粟壳，以免药物成瘾。

四、新说频出不离宗，治脾不能忘了心

中医早在2000年前就提出"脾主思虑"，情志失调烦恼郁怒，肝气不舒，横逆克脾，脾失健运，升降失调；或忧郁思虑，脾气不运，土虚木乘，升降失职；或素体脾虚，逢怒进食，更伤脾土，引起脾失健运，升降失调，清浊不分，而成泄泻。故《景岳全书·泄泻》曰："凡遇怒气便作泄泻者，必先以怒时夹食，致伤脾胃，故但有所犯，即随触而发，此肝脾二脏之病也。盖以肝木克土，脾气受伤而然。"大量调查研究表明，肠易激综合征患者存在个性异常，焦虑、抑郁积分显著高于正常人，应激事件发生频率亦高于正常人。西医学认为，人体胃肠道受神经内分泌免疫网络协同支配调节，其所拥有的神经细胞数量仅次于中

枢神经系统，对外界刺激十分敏感。同时胃肠道是人类最大的"情绪器官"，有"第二中枢"之称，人的情绪会随着胃肠道功能的波动而波动，这与肠道菌群的作用密切相关，肠道菌群通过物质代谢调控肠道神经递质调节，最终影响人的情绪和行为。任氏对脾虚腹泻患者肠道菌群进行了研究，对脾虚腹泻和非脾虚腹泻患者粪便中的 8 种常见厌氧菌和需氧菌进行了定量分析，发现正常成人粪便菌群以厌氧菌为主，脾虚腹泻患者较非脾虚腹泻患者存在着严重的菌群失调，认为中医脾在维持正常肠道菌群生态平衡方面有着重要的作用，通过中药调节肠道微生态，也是肠易激综合征治疗中值得关注的热点。何老据此在腹泻型肠易激综合征治疗中加入山药、神曲、麦芽、砂仁、薏苡仁等药物，这些有健脾之效的药物，现代药理研究证实，其有调节肠道微生态的良好疗效。何老辨证用药原则，是改善环境，因势利导，阻断病机环节，促进病理状态向生理状态的转变。在辨证论治的基础上加入一些能使病情改善、康复的药物，即所谓特异性药物，可以获得更好的临床疗效。其实"特异性药物"的应用在《伤寒杂病论》中早有体现，如张仲景指出"若渴加花粉、咳加杏仁、烦热加石膏……"等。但由于近代过分强调辨证论治，使《伤寒杂病论》中包含的特异性辨治、辨病论治思想被淡化。有学者甚至指出，特异性辨治的提法丢了中医的根本，但何老认为有效才是中医的根本。

千百年来中医将脾胃视为"后天之本""五脏六腑之大海""生化之源",治疗中处处顾护脾胃,"有胃气则生,无胃气则死"。如今曾被否定的理论,逐步为现代科学研究所验证,这就是中医药的巨大优势。

(严兴海　何茁　何复东)

第六章

何复东三十味常用药物

巴戟天

【性味】

味辛、甘，性温。

【归经】

肝、肾经。

【功能主治】

补肾助阳，强筋壮骨，祛风除湿。主治肾虚阳痿，遗精早泄，少腹冷痛，小便不禁，宫冷不孕，风寒湿痹，腰膝酸软，风湿肢气。

【经典论述】

《本草经疏》云：巴戟天，主大风邪气，及头面游风者，风力阳邪，势多走上，《经》曰邪之所凑，其气必虚，巴戟天性能补助元阳，而兼散邪，况真元得补，邪安所留，此所以愈大风邪气也。主阴痿不起，强筋骨，安五脏，补中增志益气者，使脾、肾二经得养，而诸虚自愈矣。其能疗少腹及阴中引痛，下气，并补五劳，益精，利男子者，

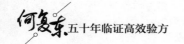

五脏之劳，肾为之主，下气则火降，火降则水升，阴阳互宅，精神内守，故主肾气滋长，元阳益盛，诸虚为病者，不求其退而退矣。

《本草汇》：巴戟天，为肾经血分之药，盖补助元阳则胃气滋长，诸虚自退，其功可居萆薢、石斛之上。但其性多热，同黄柏、知母则强阴，同苁蓉、锁阳则助阳，贵乎用之之人用热远热、用寒远寒耳。

【药理作用】

1. 增加体重及抗疲劳作用。

2. 具有抑制小鼠胸腺萎缩及增加其血中白细胞数的功能。

3. 巴戟天提取物具有增加血中皮质酮含量的作用，其活性可能是由于下垂体 - 肾上腺皮质系统受到刺激作用所致。

4. 降压作用。同属植物 *Morinda lucida* 的提取物对麻醉猫有显著降压作用；对不麻醉大鼠也有降压作用，但维持时间短，并有一些安定与利尿作用。

5. 抗炎作用。巴戟天可能具有肾上肾皮质激素样作用。

葛　根

【性味】

味甘、辛，性平。

【归经】

归脾、胃、肺、膀胱经。

【功能主治】

解肌退热，发表透疹，生津止渴，升阳止泻。主治外感发热，头项强痛，麻疹初起，疹出不畅，温病口渴，消渴病，泄泻，痢疾，高血压，冠心病。

【经典论述】

张元素：用此（葛根）以断太阳入阳明之路，即非太阳药也，故仲景治大阳阳明合病，桂枝汤加麻黄、葛根也。又有葛根黄芩黄连解肌汤，是知葛根非太阳药，即阳明药。太阳初病、未入阳明，头痛者，不可便服葛根发之，若服之是引贼破家也，若头颅痛者可服之。

《本草纲目》：本草十剂云，轻可去实，麻黄、葛根之属。盖麻黄乃太阳经药，兼入肺经，肺主皮毛；葛根乃阳阴经药，兼入脾经，脾主肌肉。所以二味药皆轻扬发散，而所入迥然不同也。

《本草汇言》：葛根，清风寒，净表邪，解肌热，止烦渴，泻胃火之药也。尝观发表散邪之药，其品亦多，如麻黄拔太阳营分之寒，桂枝解太阳卫分之风，防风、紫苏散太阳在表之风寒，藁本、羌活散太阳在表之寒湿，均称发散药也，而葛根之发散，亦入太阳，亦散风寒，又不同矣，非若麻、桂、苏、防，辛香温燥，发散而又有损中气之误也；非若藁本、羌活，发散而又有耗营血之虞也。《神农经》谓：起阴气，除消渴，身大热，明属三阳表热无寒之邪，能散之清之之意也。如伤风伤寒，温病热病，寒邪已去，标阳已炽，邪热伏于肌腠之间，非表非里，又非半表半里，口燥烦渴，仍头痛发热者，必用葛根之甘寒，清肌退热可也，否则舍葛根而用辛温（如麻、桂、苏、防之类），不惟疏表过甚，而元气虚，必致多汗亡阳矣。然而葛根之性专在解肌，解肌而热自退，渴自止，汗自收。而本草诸书又言能发汗者，非发三阳寒邪在表之汗也，又非发风温在经之汗也，实乃发三阳寒郁不解，郁极成热之汗也。又如太阳汗出不彻、阳气怫郁，其人面色缘缘正赤，躁烦不知痛之所在，短气，更发汗以愈，宜葛根汤治之，郁解热除，汗出而邪自退，此所以本草诸书言发汗者此也。

【药理作用】

1. 改善心脑血流量，减低血管阻力，减少流入时间。

2. 解热。

3. 改善学习记忆。

4. 缓解平滑肌解痉。其提取物常用于治疗高血压病、颈项病、冠心病心绞痛、眼底病变、早期突发性耳聋等。

甘　草

【性味】

味甘，性平。

【归经】

归脾、胃、心、肺经。

【功能主治】

益气补中，缓急止痛，润肺止咳，泻火解毒，调和诸药。主治倦怠食少，肌瘦面黄，心悸气短，腹痛便溏，四肢挛急疼痛，脏躁，咳嗽气喘，咽喉肿痛，痈疮肿痛，小儿胎毒，及药物、食物中毒。

【经典论述】

李杲：甘草，阳不足者补之以甘，甘温能除大热，故生用则气平，补脾胃不足，而大泻心火；炙之则气温，补三焦元气，而散表寒，除邪热，去咽痛，缓正气，养阴血。凡心火乘脾，腹中急痛，腹皮急缩者，宜倍用之。其性能缓急，而又协和诸药，使之不争，故热药得之缓其热，寒药得之缓其寒，寒热相杂者，用之得其平。

《本草汇言》：甘草，和中益气，补虚解毒之药也。健脾胃，固中气之虚羸，协阴阳，和不调之营卫。故治劳损内伤，脾气虚弱，元阳不足，肺气衰虚，其甘温平补，效与参、芪并也。又如咽喉肿痛，佐枳实、鼠粘，可以清肺开咽；痰涎咳嗽，共苏子、二陈，可以消痰顺气。佐黄芪、防风，能运毒走表，为痘疹气血两虚者，首尾必资之剂。得黄芩、白芍药，止下痢腹痛；得金银花、紫花地丁，消一切疔毒；得川黄连，解胎毒于有生之初；得连翘，散悬痈于垂成之际。凡用纯热纯寒之药，必用甘草以缓其势，寒热相杂之药，必用甘草以和其性。高元鼎云，实满忌甘草固矣，若中虚五阳不布，以致气逆不下，滞而为满，服甘草七剂即通。

【药理作用】

1. 抗溃疡作用。

2. 抑制基础的胃液分泌量。

3. 对胃肠平滑肌的解痉作用。

4. 保肝作用。

5. 抗心律失常作用。

6. 降脂作用和抗动脉粥样硬化作用。

7. 祛痰镇咳作用。

8. 抗炎作用。

9. 镇静作用。

10. 肾上腺皮质激素样作用。

11. 抗过敏作用。

12. 抗病毒作用。

13. 抗菌作用。

14. 抗肿瘤作用等。

仙 茅

【性味】

味辛，性温，有毒。

【归经】

归肾、肝经。

【功能主治】

温肾壮阳，祛除寒湿。主治阳痿精冷，小便失禁，脘腹冷痛，腰膝酸痛，筋骨软弱，下肢拘挛，更年期综合征。

【经典论述】

《本草纲目》：仙茅，性热。补三焦、命门之药也。惟阳弱精寒，禀赋素怯者宜之。若体壮相火炽盛者，服之反能动火。

《本草求真》：仙茅，据书皆载功专补火，助阳暖精，凡下元虚弱，阳衰精冷，失溺无子，并腹冷不食，冷痹不行，靡不服之有效，以其精为火宅，火衰则精与血皆衰，而精自尔厥逆不温，溺亦自尔失候不禁矣。此与附、桂、硫黄、胡巴、破故纸、淫羊藿、蛇床子、远志同为一例，但附子则能以除火衰寒厥，肉桂则能以通血分寒滞，胡巴则能以除火衰寒疝，淫羊藿则能以除火衰风冷，蛇床子则

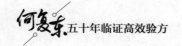

能以祛火衰寒湿，硫黄则能以除火衰寒结，破故纸则能以理火衰肾泻，远志则能以除火衰怔忡，惟虽其所补则同，而效各有攸建，未可云其补火而不分其主治于其中也。故凡火衰病见，用之不离附、桂，余则视症酌增，然亦须视禀赋素怯则宜，若相火炽盛，服之反能动火，为害叵测。

【药理作用】

1. 增强免疫功能。

2. 镇痛和解热作用。

3. 雄性激素样作用。

4. 适应原样作用（耐缺氧、抗高温）。

5. 抗炎作用。

6. 升高 Na^+、K^+ 以及 ATP 酶的活性。

7. 抗菌作用。

8. 抗肿瘤作用等。

淫羊藿

【性味】

味辛、甘，性温。

【归经】

归肝、肾经。

【功能主治】

补肾壮阳，祛风除湿，强筋健骨。主治阳痿遗精，虚冷不育，尿频失楚，肾虚喘咳，腰膝酸软，风湿痹痛，半身不遂，四肢不仁。

【经典论述】

《本草纲目》：淫羊藿，性温不寒，能益精气，真阳不足者宜之。

《本草经疏》：淫羊藿，其气温而无毒。《本经》言寒者，误也。辛以润肾，甘温益阳气，故主阴痿绝阳，益气力，强志。茎中痛者，肝肾虚也，补益二经，痛自止矣。膀胱者，州都之官，津液藏焉，气化则能出矣，辛以润其燥，甘温益阳气以助其化，故利小便也。肝主筋，肾主骨，益肾肝则筋骨自坚矣。辛能散结，甘能缓中，温能通气行血，故主瘰疬赤痈，及下部有疮，洗出虫。

《本草正义》：淫羊藿，禀性辛温，专壮肾阳，故主阴痿，曰绝伤者，即阳事之绝伤也。茎中痛，亦肾脏之虚寒。利小便者，指老人及虚寒人之阳事不振，小便滴沥者言之，得其补助肾阳而小便自利，非湿热蕴结，水道赤涩者可比，读书慎勿误会。益气力、强志、坚筋骨，皆元阳振作之功，然虚寒者固其所宜，而阴精不充，真阳不固者，万不可为揠苗之助长也。消瘰疬、赤痈，盖亦因其温通气血，故能消化凝结。然瘰疬之病，由于阴血不充，肝阳燔灼，而煎熬津液，凝结痰浊者为多，幸勿误读古书，反以助其烈焰。洗下部之疮，则辛燥能除湿热，亦犹蛇床子洗疮杀虫耳。《日华》主丈夫绝阳，女子绝阴，一切冷风劳气，筋骨挛急，四肢不仁，补腰膝，则辛温之品，固不独益肾壮阳，并能通行经络，祛除寒湿痹。但《日华》又谓治老人昏耄，中年健忘，则未免誉之太过。而景岳且谓男子阳衰，女子阴衰之艰于子嗣者，皆宜服之，则偏信温补，其弊滋多，更非中正之道矣。石顽谓一味仙灵脾酒，为偏风不遂要药，按不遂之病有二因：一为气血俱虚，不能荣养经络，或风寒湿热痹着之病，古人之所谓痹症是也，其来也缓；一为气血上冲，扰乱脑神经而忽失其运动之病，今之所谓中风，西医学之所谓脑经病是也，其病也暴。仙灵脾酒，止可治寒湿痹之不遂，并不能治气血两虚之不遂，而血冲脑经之不遂，更万万不可误用。

【药理作用】

1. 促进性功能。

2. 镇咳、祛痰、平喘作用。

3. 抗病原微生物作用。

4. 降压作用。

5. 增加冠脉流量，同时减少冠脉阻力。

6. 调节血脂作用。

7. 降血糖作用。

8. 抗炎作用。

9. 增强免疫功能。

10. 提高其 DNA 合成率等。

补骨脂

【性味】

味辛、苦，性温。

【归经】

归肾、心包、脾、胃、肺经。

【功能主治】

补肾助阳，纳气平喘，温脾止泻。主治肾阳不足，下元虚冷，腰膝冷痛，阳痿精，尿频，遗尿，肾不纳气，虚喘不止，脾肾两虚，大便久泻，白癜风，斑秃，银屑病。

【经典论述】

《本草纲目》：按白飞霞《方外奇方》云，破故纸收敛神明，能使心包之火与命门之火相通，故元阳坚固，骨髓充实，涩以治脱也。胡桃润燥养血，血属阴恶燥，故油以润之，佐破故纸有木火相生之妙。故语云，破故纸无胡桃，犹水母之无虾也。又破故纸恶甘草而《瑞竹堂方》青娥丸内加之何也？岂甘草能和百药，恶而不恶耶？又许叔微《本事方》云，孙真人言补肾不若补脾。予曰，补脾不若补肾，肾气虚弱则阳气衰劣，不能熏蒸脾胃，脾胃气寒，令人胸膈痞塞，不进饮食，迟于运化，或腹胁虚胀，或呕吐痰涎，或肠鸣泄泻，用破故纸补肾，肉豆蔻补脾，二药虽兼补，但无斡旋，往往常加木香以顺其气：使之斡旋空虚仓廪，仓廪空虚则受物矣。

《本草经疏》：补骨脂，能暖水脏；阴中生阳，壮火益土之要药也。其主五劳七伤，盖缘劳伤之病，多起于脾肾两虚，以其能暖水脏、补火以生土，则肾中真阳之气得补而上升，则能腐熟水谷、蒸糟粕而化精微。脾气散精上归于肺，以荣养乎五脏，故主五脏之劳。七情之伤所生病。风虚冷者，因阳气衰败，则风冷乘虚而客之，以致骨髓伤败，肾冷精流，肾主骨而藏精，髓乃精之本，真阳之气不固，即前症见矣，固其本而阳气生，则前证自除。男子以精为主，妇人以血为主，妇人血气者，亦犹男子阳衰肾冷而为血脱气陷之病，同乎男子之肾冷精流也。

【药理作用】

1. 增加心肌营养性血流量。
2. 对垂体后时素所致小鼠急性心肌缺血有保护作用。
3. 对由组胺引起的气管收缩有明显舒张作用。
4. 增强细胞免疫功能。
5. 抗肿瘤作用。
6. 抗生育和雌激素样作用。
7. 抗衰老作用。
8. 升高白细胞作用等。

紫河车

【性味】

味甘、咸，性温。

【归经】

归肺、肝、肾经。

【功能主治】

益气养血，补肾益精。主治虚劳羸瘦，虚喘劳嗽，气虚无力，血虚面黄，阳痿遗精，不孕少乳。

【经典论述】

《本草经疏》：人胞乃补阴阳两虚之药，有返本还元之功。然而阴虚精涸，水不制火，发为咳嗽吐血，骨蒸盗汗等证，此属阳盛阴虚，法当壮水之主，以制阳光，不宜服此并补之剂，以耗将竭之阴也。胃火齿痛，法亦忌之。

《折肱漫录》：有人谓河车性热有火，此说最误人。河车乃是补血补阴之物，何尝性热，但以其力重，故似助火耳，配药缓服之，何能助火。

《本经逢原》：紫河车禀受精血结孕之余液，得母之气血居多，故能峻补营血，用以治骨蒸羸瘦，喘嗽虚劳之疾，是补之以味也。

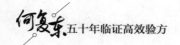

【药理作用】

1. 有抗感染作用。

2. 能增强机体抵抗力。

3. 有激素样作用。

4. 对血凝的影响，胎盘中含有的尿激酶抑制物能抑制尿激酶对纤维蛋白溶酶元的活化作用，此可解释妊娠时纤溶活性之降低。

5. 促进乳腺和女性生殖器官发育的功能等。

桂 枝

【性味】

味辛、甘，性温。

【归经】

归膀胱、心、肺经。

【功能主治】

散寒解表，温通经脉，通阳化气。主治风寒表证，寒湿痹痛，四肢厥冷，经闭痛经，癥瘕结块，胸痹，心悸，痰饮，小便不利。

【经典论述】

王好古：或问《本草》言桂能止烦出汗，而张仲景治伤寒有当发汗，凡数处，皆用桂枝汤。又云，无汗不得服桂枝，汗家不得重发汗，若用桂枝是重发其汗，汗多者用桂枝甘草汤，此又用桂枝闭汗也。一药二用，与《本草》之义相通否乎？曰，《本草》言桂辛甘大热，能宣导百药，通血脉，止烦出汗，是调其血而汗自出也。仲景云，太阳中风，阴弱者汗自出，卫实营虚故发热汗出。又云，太阳病发热汗出者，此为营弱卫强。阴虚阳必凑之，故皆用桂枝发其汗。此乃调其营气，则卫气自和，风邪无所容，遂自汗而解，非桂枝能开腠理，发出其汗也。汗多用桂枝者，以之调和营卫，则邪从汗出而汗自止，非桂枝能闭汗孔也。昧者不知出汗、闭汗之意，遇伤寒无汗者亦用桂枝，误之甚矣。桂枝汤下发汗字，当认作出字，汗自然发出，非若麻黄能开腠理发出其汗也。其治虚汗，亦当逆察其意可也。

《本草纲目》：麻黄遍彻皮毛，故专于发汗而寒邪散，肺主皮毛，辛走肺也。桂枝透达营卫，故能解肌而风邪去，脾主营，肺主卫，甘走脾，辛走肺也。

【药理作用】

1. 抗菌作用。

2. 抗病毒作用。

3. 利尿作用。

土鳖虫

【性味】

味咸，性寒；有小毒。

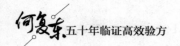

【归经】

归肝经。

【功能主治】

活血散瘀，通经止痛。主治跌打损伤，瘀血肿痛，闭经，产后瘀血腹痛。

【经典论述】

雷公藤炮制药性解：土鳖专主血证。心主血，肝藏血，脾裹血，故三入之。今跌打损伤者，往往主此，或不效则加而用之。殊不知有瘀血作疼者，诚为要药；倘无瘀血，而其伤在筋骨脏腑之间，法当和补。愚者不察，久服弗已，其流祸可胜数耶。

【药理作用】

在试管内，用美蓝法曾测得地鳖虫浸膏（水煎后加醇沉淀）（每毫升 2g 生药）有抑制白血病患者的白细胞作用

当 归

【性味】

味甘、辛、苦；性温。

【归经】

归肝、心、脾经。

【功能主治】

补血，活血，调经止痛，润燥滑肠。主治血虚诸证，月经不调，经闭，痛经，癥瘕结聚，崩漏，虚寒腹痛，痿痹，肌肤麻木，肠燥便难，赤痢后重，痈疽疮疡，跌扑损伤。

【经典论述】

《主治秘诀》云：当归，其用有三：心经本药一也，和血二也，治诸病夜甚三也。治上、治外须以酒浸，可以溃坚，凡血受病须用之。眼痛不可忍者，以黄连、当归根酒浸煎服。又云：血壅而不流则痛，当归身辛温以散之，使气血各有所归。

李杲：当归头，止血而上行；身养血而中守；梢破血而下流；全活血而不走。

《汤液本草》：当归，入手少阴，以其心主血也；入足太阴，以其脾裹血也；入足厥阴，以其肝藏血也。头能破血，身能养血，尾能行血，用者不分，不如不使。若全用，在参、芪皆能补血；在牵牛、大黄皆能破血，佐使定分，用者当知。从桂、附、茱萸则热；从大黄、芒硝则寒。惟酒蒸当归，又治头痛，以其诸头痛皆属木，故以血药主之。

《本草正》：当归，其味甘而重，故专能补血，其气轻而辛，故又能行血，补中有动，行中有补，诚血中之气药，亦血中之圣药也。大约佐之以补则补，故能养营养血，补气生精，安五脏，强形体，益神志，凡有形虚损之病，无所不宜。佐之以攻则通，故能祛痛通便，利筋骨，治拘挛、瘫痪、燥、涩等证。营虚而表不解者，佐以柴、葛、麻、桂等剂，大能散表卫热，而表不敛者，佐以大黄之类，又能固表。惟其气辛而动，故欲其静者当避之，性滑善行，大便不固者当避之。凡阴中火盛者，当归能动血，亦非所宜，阴中阳虚者，当归能养血，乃不可少。若血滞而为痢者，正所当用，其要在动、滑两字；若妇人经期血滞，临产催生，及产后儿枕作痛，具当以此为君。

《本草正义》：归身主守，补固有功，归尾主通，逐瘀自验，而归头秉上行之性，便血溺血，崩中淋带等之阴随阳陷者，升之固宜，若吐血衄血之气火升浮者，助以温升，岂不为虎添翼？是止血二字之所当因症而施，固不可拘守其止之一字而误谓其无所不可也。且凡失血之症，气火冲激，扰动血络，而循行不守故道者，实居多数，当归之气味俱厚，行则有余，守则不足。

【药理作用】

1. 对子宫平滑肌有兴奋和抑制的双向性作用
2. 有抗心律失常作用。
3. 能增加冠脉血流量。
4. 降血脂及抗实验性动脉粥样硬化作用。
5. 抑制血小板聚集作用。
6. 促进血红蛋白及红细胞的生成。
7. 保肝作用。

8. 抗肿瘤作用。

9. 抗辐射操作作用。

11. 镇痛作用。

12. 抗炎作用。

13. 抗氧化和清除自由基的作用。

何首乌

【性味】

味苦、甘、涩，性微温。

【归经】

归肝、肾经。

【功能主治】

养血滋阴，润肠通便，截疟，祛风，解毒。主治血虚头昏目眩，心悸，失眠，肝肾阴虚之腰膝酸软，须发早白，耳鸣，遗精，肠燥便秘，久疟体虚，风疹瘙痒，疮痈，瘰疬，痔疮。

【经典论述】

《本草纲目》：何首乌，白者入气分，赤者入血分。肾主闭藏，肝主疏泄，此物气温味苦涩，苦补肾，温补肝，能收敛精气，所以能养血益肝，固精益肾，健筋骨，乌发，为滋补良药，不寒不燥，功在地黄、天门冬诸药之上。气血太和，则风虚、痈肿、瘰疬诸疾可知（除）矣。

《本草汇言》：何首乌，前人称为补精益血，种嗣延年，又不可尽信其说。但观《开宝》方所云，治瘰疬，消痈肿，灭五痔，去头面热疮，苏腿足软风，其作用非补益可知矣。惟其性善收涩，其精滑者可用，痢泄者可止，久疟虚气散漫者可截，此亦莫非意拟之辞耳。倘属元阳不固而精遗，中气衰陷而泄痢，脾元困疲而疟发不已，此三证，自当以甘温培养之剂治之，又不必假此苦涩腥劣，寒毒损胃之物所取效也。

《本草求真》：何首乌，诸书皆言滋水补肾，黑发轻身，备极赞赏，与地黄功力相似。独冯兆张辩论甚晰，其言首乌苦涩微温，阴不甚滞，阳不甚燥，得天地中和之气。熟地、首乌，虽俱补阴，然地黄蒸虽至黑，则专入肾而滋天一之真水矣，其兼补肝肾者，因滋肾而旁及也。首乌入通于肝，为阴中之阳药，故专入肝经以为益血祛风之用，其兼补肾者，亦因补肝而兼及也。一为峻补先天真阴之药，故其功可立救孤阳亢烈之危；一系调补后天营血之需，以为常服，长养精神，却病调元之饵。先天、后天之阴不同，奏功之缓急轻重，亦有大异也。况补血之中，尚有化阳之力，岂若地黄功专滋水，气薄味厚，而为浊中浊者，坚强骨髓之用乎？斯言论极透辟，直冠先贤未有，不可忽视。

【药理作用】

1. 降血脂及抗动脉硬化。

2. 使血液红细胞数及血红蛋白含量增高。

3. 增强免疫功能。

4. 抗衰老。

5. 抗血小聚集等。

黄 连

【性味】

味苦，性寒。

【归经】

归心、肝、胃、大肠经。

【功能主治】

清热泻火，燥湿，解毒。主热病邪入心经之高热，烦躁，谵妄或热盛迫血妄行之吐衄，湿热胸痞，泄泻，痢疾，心火亢盛之心烦失眠，胃热呕吐或消谷善饥，肝火目赤肿痛，以及热毒疮疡，疔毒走黄，牙龈肿痛，口舌生疮，聘耳，阴肿，痔血，湿疹，烫伤。

【经典论述】

朱震亨：黄连，祛中焦湿热而泻心火，若脾胃气虚，不能转运者，则以茯苓、黄芩代之。以猪胆汁拌炒，佐以龙胆草，则大泻肝胆之火。下痢胃热噤口者，用黄连、人参煎汤，终日呷之，如吐，再强饮，但得一呷下咽便好。

《韩氏医通》：火分之病，黄连为主，五脏皆有火，平则治，病则乱，方书有君火、相火、邪火、龙火之论，其实一气而已。故丹溪云，气有余便是火，分为数类。凡治本病，略炒以从：邪实火，以朴硝汤；假火，酒；虚火，醋；痰火，姜汁；俱浸透炒。气滞火，以茱萸；食积泄，黄土；血尿溲痛，干漆；俱水拌同炒，去萸、土、漆。下焦伏火，以盐水浸透拌焙；目疾以人乳浸蒸，或点或服。生用为君，佐官桂少许，煎百沸，入蜜空心服之，能使心肾交于顷刻。八五苓滑石，大治梦遗。以上醋、姜、酒、蜜四者为君，使君子为臣，白芍药酒煮为佐，广木香为使，治小儿五痛。以茱萸炒者，加木香等分，生大黄倍之，水丸，治五痢。以姜汁酒煮者为末，和霞天膏，治癫痫诸风眩晕疮疡，皆效，非彼但云泻心火，而与芩、柏诸苦药例称者比也。

《本草纲目》：黄连治目及痢为要药，古方治痢香连丸，用黄连、木香；姜连散，用干姜、黄连；变通丸，用黄连、茱萸；姜黄散，用黄连、生姜；治消渴，用酒蒸黄连；治伏暑，用酒煮黄连；治下血，用黄连、大蒜；治肝火，用黄连、茱萸；治口疮，用黄连、细辛，皆是一冷一热，一阴一阳，寒因热用，热因寒用，主辅相佐，阴阳根济，最得制方之妙，所以有成功而无偏胜之害也。

【药理作用】

1. 抗菌作用。

2. 抗病毒作用

3. 抗阿米巴作用。

4. 抗炎、抗腹泻作用。

5. 小檗碱有抑制花生四烯酸自血小板膜磷脂释放和代谢的作用，对 α-受体有选择性阻断作用。

6. 解热作用。

7. 降血糖、降血脂作用。

8. 抗氧化、抗溃疡作用。

知 母

【性味】

味苦，性寒。

【归经】

归肺、胃、肾经。

【功能主治】

清热泻火，滋阴润燥，止渴除烦。主温热病，高热烦渴，咳嗽气喘，燥咳，便秘，骨蒸潮热，虚烦不眠，消渴淋浊。

【经典论述】

《神农本草经》：主消渴热中，除邪气肢体浮肿，下水，补不足，益气。

李杲：知母，其用有四：泻无根之肾火，疗有汗之骨蒸，止虚劳之热，滋化源之阴。仲景用此入白虎汤治不得眠者，烦躁也。烦出于肺，躁出于肾，君以石膏，佐以知母之苦寒，以清肾之源，缓以甘草、粳米，使不速下也。又凡病小便闭塞而渴者，热在上焦气分，肺中伏热，不能生水，膀胱绝其化源，宜用气薄味薄淡渗之药，以泻肺火、清肺金而滋水之化源。若热在下焦血分而不渴者，乃真水不足，膀胱干涸，乃无阴则阳无以化，法当用黄柏、知母大苦大寒之药，以补肾与膀胱，使阴气行而阳自化，小便自通。

《本草纲目》：肾苦燥，宜食辛以润之；肺苦逆，宜食苦以泻之。知母之辛苦寒凉，下则润肾燥而滋阴，上则清肺金泻火，乃二经气分药也；黄柏则是肾经血分药，故二药必相须而行，昔人譬之虾与水母，必相依附。

《本草通玄》：知母苦寒，气味俱厚，沉而下降，为肾经本药。兼能清肺者，为其肃清龙雷，勿使僭上，则手太阴无销烁之虞也。泻有余之相火，理消渴之烦蒸，凡止咳安胎，莫非清火之用。多服令人泄泻，亦令人减食，此惟实火燔灼者，方可暂用。若施之于虚损之人，如水益深矣。盖苦寒之味，行天地肃杀之令，非长养万物者也。

【药理作用】

1. 抗病原微生物作用。

2. 抑制 Na^+–K^+–ATP 酶活性。

3. 抑制了肝脏对皮质醇的分解代谢。

4. 降血糖作用。

5. 解热作用。

6. 抗肿瘤作用。

7. 利胆作用和抑制血小板聚集作用等。

锁 阳

【性味】

味甘，性温。

【归经】

归肾、肝、大肠经。

【功能主治】

补肾壮阳，益肠通便。主肾虚阳痿，遗精早泄，下肢痿软，虚人便秘。

【经典论述】

《本草求真》：锁阳，本与苁蓉同为一类。凡阴气虚损，精血衰败，大便燥结，治可用此以啖，并代苁蓉，煮粥弥佳，则知其性虽温，其体仍润，未可云为命门火衰必用之药也。故书有载大便不燥结者勿用，益知性属阴类，即有云可补阳，亦不过云其阴补而阳自兴之意，岂真性等附、桂而为燥热之药哉。

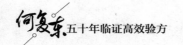

《本草衍义补遗》：补阴气。治虚而大便燥结用。

《本草纲目》：润燥养筋。治痿弱。

《本草原始》：补阴血虚火，兴阳固精，强阴益髓。

【药理作用】

1. 对于机体非特异性免疫功能及细胞免疫功能均有调节作用，其作用在免疫受抑制状态下尤为明显。对体液免疫功能也有增强作用，并有促进动物性成熟作用。

2. 能增强肠蠕动，缩短排便时间。

3. 能促进肾上腺皮质的分泌，有肾上腺皮质激素样作用。

鹿　茸

【性味】

味甘、咸，性温。

【归经】

归肾、肝经。

【功能主治】

壮肾阳，益精血，强筋骨，托疮毒。主肾阳虚衰，阳痿滑精，宫冷不孕，虚劳羸瘦，神疲畏寒，眩晕，耳鸣耳聋，腰背酸痛，筋骨痿软，小儿五迟，女子崩漏带下，阴疽。

【经典论述】

《本草经疏》：鹿茸，禀纯阳之质，含生发之气。妇人冲任脉虚，则为漏下恶血，或瘀血在腹，或为石淋。男子肝肾不足，则为寒热、惊痫，或虚劳洒洒如疟，或羸瘦、四肢酸疼、腰脊痛，或小便数利，泄精，溺血。此药走命门、心包络及肝、肾之阴分，补下元真阳，故能主如上诸证，及益气强志也。痈肿疽疡，皆营气不从所致，甘温能通血脉，和腠理，故亦主之。

《本经逢原》：鹿茸功用，专主伤中劳绝，腰痛羸瘦，取其补火助阳，生精益髓，强筋健骨，固精摄便，下无虚人，头旋眼黑，皆宜用之。本经治漏下恶血，是阳虚不能统阴，即寒热惊痫，皆肝肾精血不足所致也。八味丸中加鹿茸、五味子，名十补丸，为峻补命门真元之专药。

曹炳章：鹿茸，补精填髓之功效虽甚伟，服食不善，往往发生吐血、衄血、尿血、目赤、头晕、中风昏厥等症。考其原因，其人平时多阳旺液燥，贫血亏精，气血乏运，苟服食参、茸，能用份少、服日多，则助气养血，有益无损，虽有余热，亦不为害；若阳虚阴燥之人，再骤服大剂，以致有助燥烁阴之弊。盖茸为骨血之精，通督脉而上冲于脑，其上升之性，故如上述之病生焉。余每遇当用鹿茸之症，自一厘渐增至数分、数钱，每获妥效，此即大虚缓补之义也。

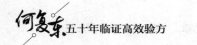

【药理作用】

1. 大剂量鹿茸精使心缩幅度变小、心率减慢，并使外周血管扩张，血压降低。中等剂量鹿茸精可引起离体心脏活动明显增强，心缩幅度增大，心率加快，结果使心每搏输出量和每分钟输出量都增加，对疲劳心脏的恢复更为明显，能使离体的节律不齐心脏节律恢复正常。小剂量鹿茸精对心血管系统无明显作用。

2. 鹿茸的正丁醇和乙醚提取物具有抑制线粒体 B 型 MAO 的作用。

3. 可使加速老化小鼠明显低于正常同龄小鼠的血浆睾丸酮含量明显增加，但对正常小鼠血浆睾丸酮影响不明显。

4. 鹿茸多糖对大鼠应激性溃疡和结扎胃幽门引起的胃溃疡有明显的抑制作用，但对消炎痛所致胃溃疡无效。

5. 鹿茸多糖可明显增强小鼠的网状内皮系统的吞噬功能。

6. 对乙醇和樟柳碱引起的小鼠学习和记忆功能障碍，鹿茸磷脂有明显的恢复作用。

7. 有抗氧化、抗应激、抗炎作用。

黄 芩

【性味】

味苦，性寒。

【归经】

归肺、心、肝、胆、大肠经。

【功能主治】

清热泻火，燥湿解毒，止血，安胎。主肺热咳嗽，热病高热神昏，肝火头痛，目赤肿痛，湿热黄疸，泻痢，热淋，吐衄血，崩漏，胎热不安，痈肿疔疮。

【经典论述】

《医学启源》：（黄芩）治肺中湿热，疗上热目中肿赤，瘀血壅盛，必用之药。泄肺中火邪，上逆于膈上，补膀胱之寒水不足，乃滋其化源。《主治秘要》云……其用有九：泻肺经热，一也；夏月须用，二也；去诸热，三也；上焦及皮肤风热、风湿，四也；妇人产后，养阴退阳，五也；利胸中气，六也；消膈（上痰），七也；除上焦热及脾诸湿，八也；安胎，九也。单制、二制、不制，分上、中、下也。又云：苦，阴中微阳，酒炒上行，主上部积血，非此不能除，肺（苦）气上逆，急食苦以泄之，正谓此也。

朱震亨：黄芩降痰，假其降火也。凡去上焦湿热，须以酒洗过用。片芩泻肺火，须用桑白皮佐之。若肺虚者，多用则伤肺，必先以天门冬保定肺气一而后用之。黄芩、白术白尤乃安胎圣药，俗以黄卒黄芩为寒而不敢用，盖不知胎孕宜清热凉血，血不妄行，乃能养胎，黄芩乃上、中二焦药，能降火下行白术，能补脾也。

《本草纲目》：洁古张氏言黄芩泻肺火，治脾湿；东垣李氏言片芩治肺火，条芩治大肠火；丹溪朱氏言黄芩治上中二焦火；而张仲景治少阳证小柴胡汤，太阳、少阳合病下利黄芩汤，少阳证下后心下满而不痛：泻心汤并用之；成无己言黄芩苦而入心，泄痞热，是黄芩能入手少阴、阳明、手足太阴、少阳六经矣。盖气寒黄芩味苦，苦入心，寒胜热，泻心火，治脾之湿热，一则金不受刑，一则胃火不流入肺，即所以救肺也：肺虚不宜者，苦寒伤脾胃，损其母也……杨士瀛《直指方》云，柴胡退热，不及黄芩，盖亦不知柴胡之退热，乃苦以发之，散火之标也，黄芩之退热，乃寒能胜热，折火之本也……黄芩得酒上行，得猪胆汁除肝胆热，得柴胡退寒热，得芍药治下痢，得桑白皮泻肺火，得白术安胎。

【药理作用】

1. 抗菌、抗病毒、抗变态反应作用。

2. 可加强皮层抑制过程。

3. 对麻醉犬有明显降压作用。

4. 抗血小板聚集作用。

5. 降血脂、保肝利胆、抗氧化作用。

6. 保肝、利胆、抗氧化、抗癌作用。

川 芎

【性味】

味辛，性温。

【归经】

归肝、胆、心包经。

【功能主治】

活血祛瘀，行气开郁，祛风止痛。主月经不调，经闭痛经，产后瘀滞腥痛，癥瘕肿块，胸胁疼痛，头痛眩晕，风寒湿痹，跌打损伤，痈疽疮疡。

【经典论述】

《医学启源》：补血，治血虚头痛。《主治秘要》云，芎䓖其用有四，少阳引经一也，诸头痛二也，助清阳三也，（去）湿气在头四也。

张元素：芎䓖上行头目，下行血海，故清神四物汤所皆用也。李杲：头痛须用川芎，如不愈，加各引经药。太阳羌活，阳明白芷，少阳柴胡、太阴苍尤，厥阴吴茱萸，少阴细辛。

《本草纲目》：燥湿，止泻痢，行气开郁。芎䓖，血中气药也，肝苦急以辛补之，故血虚者宜之；辛以散之，故气郁者宜之……血痢已通而痛不止者，乃阴亏气郁，药中加芎为佐，气行血调，其病立止。

《本草正》：川芎，其性善散，又走肝经，气中之血药也。反藜芦，畏硝石、滑石、黄连者，以其沉寒而制其升散之性也。芍归俱属血药，而芎之散动尤甚于归，故能散风寒，治头痛，破瘀蓄，通血脉，解结气，逐疼痛，排脓消肿，逐血通经。同细辛煎服，治金疮作痛；以其气升，故兼理崩漏眩运，以其甘少，故散则有余，补则不足，惟风寒之头痛，极宜用之。若三阳火壅于上而痛者，得升反甚，今人不明升降，而但知川芎治头痛，谬亦甚矣。

《本草汇言》：芎藭，上行头目，下调经水，中开郁结，血中气药。尝为当归所使，非第治血有功，而治气亦神验也。凡散寒湿、去风气、明目疾、解头风、除胁痛、养胎前、益产后，又癥瘕结聚、血闭不行、痛痒疮疡、痫疽寒热、脚弱痿痹、肿痛却步，并能治之。味辛性阳，气善走窜而无阴凝黏滞之态，虽入血分，又能去一切风、调一切气。同苏叶，可以散风寒于表分，同耆、术，可以温中气而通行肝脾，同归、芍，可以生血脉而贯通营阴，若产科、眼科、疮肿科，此为要药。

《本草正义》：芎藭有纹如雀脑，质虽坚实，而性最疏通，味薄气雄，功用专在气分，上升头顶，旁达肌肤，一往直前，走而不守。考仲景方中用芎藭，唯《金匮》妇人篇独多，其当归芍药散，则曰怀妊腹中痛；其当归散，则曰妊娠宜常服；其白术散，则曰妊娠养胎，皆不论寒热虚实，而浑浑然一方可以统治。仲景必不若是之颠顶，此当是传写有所脱佚。惟胶艾汤、温经汤二方，归芎并重，以阿胶厚腻有余，恐其迟滞，因以血中行气者，为之疏通，庶几守者走者，得互相调剂，古方之于芎藭，其用意自可想见。后人四物汤，虽本于胶艾，而仅取芎、归、芍、地四者，谓为妇科调血主剂，终嫌笼统不切，古人必无此浑沌治法。近贤论四物，已谓守者太守，走者太走，其说甚是。戴九灵《丹溪传》已谓血虚发热，非芎、归辛温所宜。吴鞠通论产后即申丹溪之旨，皆有卓见。

【药理作用】

1. 有明显的镇静作用。

2. 强心作用。

3. 能扩张冠状和血管，增加冠脉血流量，改善心肌缺氧状况。

4. 川芎、川芎总生物碱和川芎嗪能使麻醉犬血管阻力下降，使脑、股动脉及下肢血流量增加。

5. 川芎嗪延长在体外 ADP 诱导的血小板凝聚时间，对已聚集的血小板有解聚作用。

6. 川芎浸膏的 10% 水溶液对妊娠家兔离体子宫，微量时能刺激受孕子宫，使其张力增高，收缩增强，终成挛缩；大量则反使子宫麻痹而收缩停止。

7. 抗菌作用。

8. 抗放射作用等。

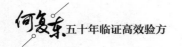

钩 藤

【性味】

味甘、苦,微寒。

【归经】

归肝、心经。

【功能主治】

清热平肝,息风止痉。主小儿惊风,夜啼,热盛动风,子痫,肝阳眩晕,肝火头胀痛。

【经典论述】

《本草纲目》:钩藤,手、足厥阴药也。足厥阴主风,手厥阴主火,惊痫眩运,皆肝风相火之病,钩藤通心包于肝木,风静火息,则诸症自除。

《本草汇言》:钩藤,祛风化痰,定惊痫,安客忤,攻痘瘩之药也。钱仲阳先生曰:钩藤,温、平、无毒,婴科珍之。其性捷利,祛风痰,开气闭,安惊痫于仓忙顷刻之际,同麻、桂发内伏之寒,同芩、连解酷烈之暑,同前、葛祛在表之邪,同楂、朴消久滞之食,同鼠粘、桔梗、羌、防、紫草发痘瘩之隐约不现也,祛风邪而不燥,至中至和之品。但久煎便无力,俟他药煎煮十余沸,投入即起,颇得力也。去梗纯用嫩钩,功力十倍。

《本草新编》：钩藤，去风甚速，有风症者必宜用之。但风火之生，多因于肾水不足，以致木燥火炎，于补阴药中，少用钩藤，则风火易散，倘全不补阴，纯用钩藤以祛风散火，则风不能息，而火且愈炽矣。

【药理作用】

1. 降压作用。

2. 镇静和抗惊厥作用。

3. 钩藤碱还能抑制催产素所致大鼠离体子宫的收缩，且随剂量的增大而增强。

4. 钩藤碱具有显著抑制血小板聚集和抗血栓形成作用。

天　麻

【性味】

味甘、辛，性平；无毒。

【归经】

归肝、脾、肾、胆、心、膀胱经。

【功能主治】

息风止痉，平肝阳，祛风通络。主急慢惊风，抽搐拘挛，眩晕，头痛，半身不遂，肢麻，风湿痹痛。

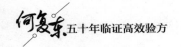

【经典论述】

《本草纲目》：天麻，乃肝经气分之药。《素问》云，诸风掉眩，皆属于木。故天麻入厥阴之经而治诸病。按罗天益云：眼黑头旋，风虚内作，非天麻不能治。天麻乃定风草，故为治风之神药。今有久服天麻药，遍身发出红丹者，是其祛风之验也。

《药品化义》：天麻，气性和缓，《经》曰，肝苦急，以甘缓之。用此以缓肝气。盖肝属木，胆属风，若肝虚不足，致肝急坚劲，不能养胆，则胆腑风动，如天风之鼓荡为风木之气，故曰诸风掉眩，皆属肝木，由肝胆性气之风，非外感天气之风也，是以肝病则筋急，用此甘和缓其坚劲，乃补肝养胆，为定风神药。若中风、风痫、惊风、头风、眩晕，皆肝胆风证，悉以此治。若肝劲急甚，同黄连清其气。又取其体重降下，味薄通利，能利腰膝，条达血脉，诸风热滞于关节者，此能疏畅。凡血虚病中之神药也。

《本草正义》：天麻气味，古皆称其辛温，盖即因于《本草经》之赤箭，而《开宝》、甄权诸家，称其主诸风湿痹，冷气瘫痪等证，皆因辛温二字而来，故视为驱风胜湿、温通行痹之品。然洁古诸家，又谓其主虚风眩晕头痛，则平肝息风，适与祛风行痹宣散之法相背。使其果属辛温宣散，则用以治虚风之眩晕头痛，宁不助其腾而益张其焰？何以罗天益且谓眼黑头眩，风虚内作，非天麻不能治？从此知果是风寒湿邪之痹着瘫痪等症，非天麻之所能奏效也。

盖天麻之质，厚重坚实，而明净光润，富于脂肪，故能平静镇定，养液以息内风，故有定风草之名，能治虚风，岂同诳语。今恒以治血虚眩晕，及儿童热痰风惊，皆有捷效，故甄权以治语多恍惚，善惊失志，东垣以治风热，语言不遂，皆取其养阴滋液，而息内风。盖气味辛温之说，本沿赤箭之旧，实则辛于何有，而温亦虚言。

【药理作用】

1. 镇静、抗惊厥、抗缺氧作用。

2. 天麻多糖具有增加小鼠胸腺重量、提高小鼠腹腔巨噬细胞吞噬功能，增强小鼠移植物抗宿主反应的作用。

石决明

【性味】

味咸，性寒。

【归经】

归肝经。

【功能主治】

平肝清热，明目去翳。主头痛眩晕，目赤翳障，视物昏花，青盲雀目。

【经典论述】

《本草纲目》：通五淋。

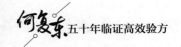

《本草求原》：软坚，滋肾，治痔漏。

《本草经疏》：石决明，乃足厥阴经药也。足厥阴开窍于目，目得血而能视，血虚有热，则青盲亦痛障翳生焉。咸寒入血除热，所以能主诸目疾也。

《医学衷中参西录》：石决明味微咸，性微凉，为凉肝镇肝之要药。肝开窍于目，是以其性善明目。研细水飞作敷药，能治目外障；作丸、散内服，能消目内障。为其能凉肝，兼能镇肝，故善治脑中充血作疼作眩晕，因此证多系肝气、肝火夹血上冲也。

【药理作用】

1. 有清热、镇静、降血压、拟交感神经的作用。

2. 抗感染、抗凝的作用。

刺五加

【性味】

味微苦、辛，性温。

【归经】

归脾、肾、心经。

【功能主治】

补肾强腰，益气安神，活血通络。主肾虚体弱，腰膝酸软，小儿行迟，脾虚乏力，气虚浮肿，食欲不振，失眠多梦，健忘，胸痹疼痛，风寒湿痹，跌打肿痛。

【经典论述】

《神农本草经》：味辛温。主心腹疝气，腹痛，益气疗躄，小儿不能行，疽疮，阴蚀。

《本草经疏》：五加皮，观本经所主诸证，皆因风寒湿邪伤于（足少阴、厥阴）二经之故，而湿气尤为最也。

《药性论》：能破逐恶风血，四肢不遂，贼风伤人，软脚，臀腰，主多年瘀血在皮肌，治痹湿内不足，主虚羸，小儿三岁不能行。

《日华子本草》：明目，下气，治中风骨节挛急，补五劳七伤。

《本草纲目》：治风湿痿痹，壮筋骨。

《本草再新》：化痰除湿，养肾益精，去风消水，理脚气腰痛，治疮疥诸毒。

【药理作用】

1. 刺五加对家兔脑电图有轻度激活作用，可减弱水合氯醛、巴比妥钠和氯丙嗪的抑制作用。

2. 抗疲劳、耐缺氧作用。

3. 抗高低温、抗离心及抗放射作用。

4. 抗应激、解毒、延缓衰老作用。

5. 调节免疫、升白细胞、抗肿瘤

6. 抗炎、改善心脏功能作用。

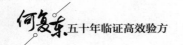

灵 芝

【性味】

味甘，性平；无毒。

【归经】

归肺、心、脾、肾经。

【功能主治】

益气血，安心神，健脾胃。主虚劳，心悸，失眠，头晕，神疲乏力，久咳气喘，冠心病，硅肺，肿瘤。

【经典论述】

《新修本草》：五芝，《经》云：皆以五色生于五岳。诸方所献，白芝未必华山，黑芝又非常岳，且芝多黄白，稀有黑青者。然紫芝最多，非五芝类。但芝自难得，纵获一二，岂得终久服耶？

《本草纲目》：神农经云：山川云雨、四时五行、阴阳昼夜之精，以生五色神芝，为圣王休祥。《瑞应图》云：芝草常以六月生，春青夏紫，秋白冬黑。葛洪《抱朴子》云：芝有石芝、木芝、草芝、肉芝、菌芝，凡数百种也。石芝石象，生于海隅石山岛屿之涯。肉芝状如肉。附于大石，头尾具有，乃生物也。赤者如珊瑚，白者如截肪，黑者如泽漆，青者如翠羽，黄者如紫金，皆光明洞彻如坚冰也。大者十余斤，小者三四斤。凡求芝草，入名山，必以三月、九月，乃山开出神药之月……时珍尝疑：芝乃腐朽余气所生，正如人生瘤赘，而古今皆以为瑞草，又云服食可仙，诚为迂谬。近读成式之言，始知先得我所欲言，其揆一也。又方士以木积湿处，用药傅之，即生五色芝。嘉靖中王金尝生以献世宗。此昔人所未言者，不可不知。

【药理作用】

1. 赤芝酊、赤芝发酵浓缩液、菌丝体醇提取液及孢子粉脱脂后的醇提取物腹腔注射时均可减少小鼠自发活动。醇提取液可明显增强戊巴比妥钠的中枢抑制作用，并有抗电惊厥作用。

2. 赤芝酊对离体蟾蜍心脏有强心作用，日本学者证明，赤芝甲醇提取物对自发高血压大鼠有降压作用。

3. 抗血小板聚集及抗血栓作用。

4. 赤芝醇提取液及灵芝（canoderma sp.）发酵液腹腔注射均有祛痰作用。

5. 保肝、抗氧化、延缓衰老作用。

6. 抗炎、抗肿瘤、抗放射作用。

7. 免疫调节作用。

骨碎补

【性味】

味苦，性温。

【归经】

归肝、肾经。

【功能主治】

补肾强骨，活血止痛。主肾虚腰痛，足膝痿弱，耳聋，牙痛，久泄，遗尿，跌打骨折及斑秃。

【经典论述】

《本草纲目》：骨碎补，能入骨治牙，及久泄痢。昔有魏某久泄，诸医不效，垂殆，予用此药末，入猪肾中煨熟与食，顿住。盖肾主大小便，久泄属肾虚，不可专从脾胃也。《雷公炮炙论》用此方治耳鸣，耳亦肾之窍也。按戴元礼《证治要诀》云，痢后下虚，不善调养，或远行，或房劳，或外感，致两足痿软，或痛或痹，遂成痢风，宜用独活寄生汤，吞虎骨四斤丸，仍以骨碎补1/3同研，取汁，酒解服之，外用杜牛膝、杉木节、萆薢、白芷、南星煎汤频频熏洗，此亦从肾虚骨痿而治也。张寿颐：骨碎补，甄权谓主骨中毒气，风血疼痛，上热下冷。盖温养下元，能引升浮之热，藏于下焦窟宅，是以可治上热下冷。李濒湖谓研末同猪肾煨食，可治耳鸣，及肾虚久泄、牙痛，皆是此意，非可通治胃家实火之齿痛。阆仙朱先生，尝用以治寒痰凝滞，牙关不利，颊车隐痛之骨槽症，甚有捷验。又凡阴虚于下，而肝胆浮阳夹痰上凝之齿痛，牙槽不利，及阴寒逼阳上浮之喉痛喉癣诸症，用此亦颇有效，皆即濒湖用治牙痛之意，而阳邪实盛者，类皆不可妄试。昔人每谓此药入肾治骨，并能治骨伤碎，因得此名者，皆当识得此意，非阴虚有热之骨痛骨痿，果可以一概主治也。戴元礼《证治要诀》谓痢后下虚，不善调养，遂成痢风，则以肾之虚寒而言，此药温肾，能起骨萎宜矣。惟痢后风之脚软膝肿，亦有阴虚生内热者，则宜魏玉璜之一贯煎，戴氏此法，非可概投。

【药理作用】

1. 对损伤愈合有促进作用。

2. 骨碎补水煎剂具有刺激骨关节软骨细胞代偿性增生作用，并能部分改善由于力学应力线改变造成关节软骨的退行性变，从而降低骨关节病变率。

3. 骨碎补水煎液（100%）0.8mL/kg 口服，对实验性高血脂兔可明显预防血清胆甾醇、甘油三酯的上升，并能防止主动脉壁粥样硬化斑块的形成。

4. 豚鼠实验提示，骨碎补煎剂与卡那霉素合用可减轻卡那霉素对耳蜗的毒性作用，但不能控制停药后中毒性耳聋的发展。

5. 骨碎补煎剂在试管内能抑制葡萄球菌的生长。

黄　柏

【性味】

味苦，性寒。

【归经】

归肾、膀胱经。

【功能主治】

清热燥湿，，泻火解毒。主湿热痢疾，泄泻，黄疸，梦遗，淋浊，带下，骨蒸劳热，口舌生疮，目赤肿痛，痈疽疮毒，皮肤湿疹。

【经典论述】

《医学启源》：治肾水膀胱不足，诸痿厥，腰（脚）无力，于黄芪汤中（少）加用，使两足膝中气力涌出，痿软时去矣……二制治上焦，单制治中焦，不制治下焦也。

李杲：黄柏、苍术，乃治痿要药，凡去下焦湿热作肿及痛，并膀胱有火邪，并小便不利及黄涩者，并用酒洗黄柏、知母为君，茯苓、泽泻为佐。凡小便不通而口渴者，邪热在气分，肺中伏热不能生水，是绝小便之源也，法当用气味俱薄淡渗之药猪苓、泽泻之类，泻肺火而清肺金，滋水之化源。若邪热在下焦血分，不渴而小便不通者，乃

《素问》所谓无阴则阳无以生，无阳则阴无以化，膀胱者州都之官，津液藏焉，气化则能出矣。法当用气味俱厚，阴中之阴药治之，黄柏、知母是也。长安王善夫病小便不通，渐成中满，腹坚如石，脚腿裂破出水，双睛凸出，饮食不下，痛苦不可名状，治满利小便渗泄之药服遍矣，予诊之曰，此乃毒养太过，膏粱积热损伤肾水，致膀胱久而干涸，小便不化，火又逆上，而为呕哕。《难经》所谓关则不得小便，格则吐逆者。洁古老人言热在下焦，但治下焦，其病必愈。遂处以北方寒水所化大苦寒之药，黄柏、知母各一两，酒洗焙碾，肉桂一钱为引，熟水丸如芡子大，每服二百丸，沸汤下，少时如刀刺前阴火烧之状，溺如瀑泉涌出，床下成流，顾盼之间，肿胀消散。《内经》云，热者寒之，肾恶燥，急食辛以润之。以黄柏之苦寒泻热补水润燥为君，知母之苦寒泻肾火为佐，肉桂辛热为使，寒因热用也。

《本草纲目》：古书言知母佐黄柏滋阴降火，有金水相生之义，黄柏无知母，犹水母之无虾也。盖黄柏能治膀胱命门中之火，知母能清肺金，滋肾水之化源，故洁古、东垣、丹溪皆以为滋阴降火要药，上古所未言也。盖气为阳，血为阴，邪火煎熬，则阴血渐涸，故阴虚火动之病须之，然必少壮气盛能食者，用之相宜，若中气不足，而邪火炽盛者，久服则有寒中之变。近时虚损及纵欲求嗣之人用补阴药，往往以此二味为君，日日服饵，降令太过，脾胃受伤，真阳暗损，精气不暖，致生他病。盖不知此物苦寒而滑渗，且苦味久服，有反从火化之害，故叶氏《医学统旨》有四物加知母、黄柏久服伤胃，不能生阴之戒……生用则降实火，熟用则不伤胃，酒制则治上，盐制则治下，蜜制则治中。

【药理作用】

1. 抗菌、镇咳、降压作用。
2. 抗滴虫、抗肝炎、抗溃疡作用。

全　蝎

【性味】

味辛，性平，有毒。

【归经】

归肝经。

【功能主治】

祛风止痉，通络止痛，攻毒散结。主小儿惊风，抽搐痉挛，中风口㖞，半身不遂，破伤风，风湿顽痹，偏正头痛，牙痛，耳聋，痈肿疮毒，瘰疬痰核，蛇咬伤，烧伤，风疹，顽癣。

【经典论述】

《本草纲目》：蝎，足厥阴经药也，故治厥阴诸病。诸风掉眩、搐掣，疟疾寒热，耳聋无闻，皆属厥阴风木，故李杲云，凡疝气带下，皆属于风，蝎乃治风要药，俱宜加而用之。

《本草求真》：全蝎，专入肝祛风，凡小儿胎风发搐，大人半边不遂，口眼㖞斜，语言謇涩，手足搐掣，疟疾寒热，耳聋，带下，皆因外风内客，无不用之。

张寿颐：蝎乃毒虫，味辛。其能治风者，盖亦以善于走窜之故，则风淫可祛，而湿痹可利。若内动之风，宜静不宜动，似非此大毒之虫所可妄试。然古人恒用以治大人风涎、小儿惊痫者，良以内风暴动，及幼科风痫，皆夹痰浊上升，必降气开痰，始可暂平其焰。观古方多用蝎尾，盖以此虫之力，全在于尾，性情下行，且药肆中此物皆以盐渍，则盐亦润下，正与气血上菀之病情针锋相对。入煎剂轻者三尾，重用至四、五尾，亦有入丸散用者，则可较多。

【药理作用】

1. 抗惊厥作用。

2. 抗癫痫作用。

3. 蝎毒使离体豚鼠心脏收缩张力增强，心率减慢，并呈现频繁的心律不齐；心得安能对抗蝎毒增强心脏收缩张力的作用，但不能消除心律不齐。

4. 蝎毒毒素对大鼠脑神经细胞线粒体的作用蝎毒毒素对鼠脑神经细胞线粒体结构和功能具有显著的影响。

5. 抗肿瘤作用。

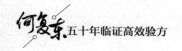

蜈 蚣

【性味】

味辛，性温，有毒。

【归经】

归肝经。

【功能主治】

祛风止痉，通络止痛，攻毒散结。主惊风，癫痫，痉挛抽搐，中风口㖞，破伤风，风湿顽痹，偏正头痛，毒蛇咬伤，疮疡，瘰疬。

【经典论述】

《神农本草经》：主啖诸蛇虫鱼毒，温疟，去三虫。

《别录》：疗心腹寒热结聚，堕胎，去恶血。

《日华子本草》：治颓癣。蛇毒。

《本草纲目》：治小儿惊厥风搐，脐风口噤，丹毒，秃疮，瘰疬，便毒，痔漏，蛇伤。

【药理作用】

1. 抗肿瘤作用。

2. 抗菌作用。

3. 促进免疫功能。

地　龙

【性味】

味咸，性寒。

【归经】

归肝、脾、膀胱经。

【功能主治】

清热止痉，平肝息风，通经活络，平喘利尿。主热病发热狂躁，惊痫抽搐，肝阳头痛，中风偏瘫，风湿痹痛，肺热喘咳，小便不通。

【药理作用】

1. 溶栓和抗凝作用。

2. 降血压作用。

3. 抗惊厥和镇静作用。

4. 解热、平喘作用。

5. 抗癌作用。

蝉　蜕

【性味】

味甘、咸，性凉。

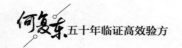

【归经】

归肺、肝经。

【功能主治】

宣散风热，透疹利咽，退翳明目；祛风止痉。主风热感冒，咽喉肿痛，咳嗽音哑，麻疹不透，风疹瘙痒，目赤翳障，惊痫抽搐，破伤风。

【经典论述】

《本草纲目》：蝉，主疗皆一切风热证，古人用身，后人用蜕。大抵治脏腑经络，当用蝉身；治皮肤疮疡风热，当用蝉蜕。

张寿颐：蝉蜕，主小儿惊痫。盖幼科惊痫，内热为多，即《素问》之所谓血与气并，交走于上，则为薄厥。治以寒凉，降其气火，使不上冲，此所以能治癫痫之真义也。甄权谓蝉蜕治小儿壮热，其意亦同。目之翳膜，儿之痘疮，实热为多，寒能胜热，是以主之。濒湖又谓治痘疹作痒，则实热有余者宜之，如其气虚作痒，勿混用。

《本草纲目》：治头风眩运，皮肤风热，痘疹作痒，破伤风及疔肿毒疮，大人失音，小儿噤风天吊，惊哭夜啼，阴肿。

【药理作用】

1. 蝉蜕能减少士的宁引起的惊厥死亡数，并能延长惊厥动物的存活期，延长士的宁所致惊厥的潜伏期。蝉蜕及其不同部位煎剂对硝酸士的宁所致的惊厥亦有明显的对抗作用。

2. 蝉蜕能延长戊巴比妥钠的睡眠时间。

3. 蝉蜕能显著减少正常小鼠的自发活动。

4. 蝉蜕能对抗咖啡因的兴奋作用。

5. 有免疫抑制和抗过敏作用。

6. 对红细胞有保护作用。

僵 蚕

【性味】

味咸、辛，性平。

【归经】

归肝、肺、胃经。

【功能主治】

祛风定惊，化痰散结。用于惊风抽搐，咽喉肿痛，皮肤瘙痒，颌下淋巴结炎，面神经麻痹。

【经典论述】

《本草备要》：轻，宣，去风，化痰。辛咸微温。僵而不腐，得清化之气，故能治风化痰，散结行经（蚕病风作僵，故因以治风，能散相火逆结之痰）。其气味俱薄，轻浮而升，入肺、肝、胃三经。治中风失音，头风齿痛，喉痹咽肿（炒为末，姜汤调下一钱，当吐出顽痰），丹毒瘑痒（皆风热为病），瘰疬结核，痰疟血病，崩中带下（风热乘肝），小儿惊痹，肤如鳞甲（由气血不足，亦名胎垢，煎汤浴之）。下乳汁，灭瘢痕。苦诸症由于血虚而无风寒客邪者勿用。以头蚕色白条直者良。

海 马

【性味】

味甘、咸，性温。

【归经】

归肝、肾经。

【功能主治】

补肾壮阳，散结消肿。主肾虚阳痿，宫冷不孕，遗尿，虚喘，癥瘕积聚，跌打损伤，痈疮肿毒。

【经典论述】

《本草纲目》：海马，雌雄成对，其性温暖，故难产及阳虚多用之，如蛤蚧、郎君子之功也。

《本草新编》：海马，亦虾属也，入肾经命门，专善兴阳，功不亚于海狗，更善堕胎，故能催生也。海马功用不亚腽肭脐，乃尚腽肭脐不尚海马，此世人之大惑也。谁知海马不论雌雄，皆能勃兴阳道，若腽肭脐，必须用雄者始效，贵价而买，仍是赝物，何若用海马之适用哉。

《本草纲目》：暖水脏，壮阳道，消瘕块，治疗疮肿毒。

《药材学》：温通任脉，用于喘息及久喘。

【药理作用】

1. 性激素样作用。
2. 延缓衰老作用。

（严兴海　马更尕措整理）

主要参考文献

［1］何复东．中医内科查房手册［M］．乌鲁木齐：新疆人民卫生出版社，1999.

［2］何复东．中医内科常见病特异性辨治［M］．乌鲁木齐：新疆人民卫生出版社，2014.

［3］国家中医药管理局《中华本草》编委会．中华本草［M］．上海：上海科学技术出版社，1999.

［4］南京中医药大学．中药大辞典［M］．上海：上海科学技术出版社，2006.

［5］中医世家网站：http：//www.zysj.com.cn/.

［6］周铭心．方剂计量学研究方法与指标体系概论［J］．中国中医基础医学杂志，2003，9（7）：23-27.

［7］谢建群．中医内科学［M］．北京：人民卫生出版社，2013.

［8］李飞．方剂学［M］．北京：人民卫生出版社，2011.

［9］常章富．中药学［M］．北京：中国医药科技出版社，2000.

［10］张民庆．现代临床方剂学（精）［M］．北京：人民卫生出版社，2004.

［11］周凤梧．实用方剂学［M］．济南：山东科学技术出版社，1989.

［12］蒋明．药物的规律性组合研究及其方剂学意义［J］．中医杂志，2006，47（4）：243-246.

［13］严兴海，蔡基鸿．麻黄在张仲景治哮喘诸方中的应用浅析［J］．西部中医药，2012，25（3）：9-11.

［14］严兴海，何苗，何复东．何复东治疗腹泻型肠易激综合征临证经验［J］．四川中医，2016（1）：10-12.

［15］严兴海，李涛，吴斌，等．基于方剂计量学方法的何复东临证用药总体特点研究［J］．新疆中医药，2015，33（5）：48-51.

［16］戴海安，李军，张琴．何复东老中医临床用药经验拾萃［J］．西部中医药，2004，17（7）：13-13.

［17］杨宇玲，何苗．何复东老中医自拟"功腰汤"治疗老年病经验介绍［J］．中国全科医学，2008，11（10）：900-900.

［18］王冠峰，戴海安，吴斌，等．何复东老中医学术思想与临证经验［J］．中医学报，2014（11）：1586-1588.

［19］王冠峰，袁香梅，糟玉琴，等．何复东主任医师治疗更年期综合征学术思想与临证经验［J］．中医学报，2014，29（4）：514-516.

［20］杨宇玲，何苗，陈豫．何复东"二仙汤"从肾"三辨（病-证-状态）论治"更年期功能性消化不良［J］.实用中医内科杂志，2015（2）：22-25.

［21］何苗，杨宇玲．何复东老中医运用麻黄附子细辛汤治疗咳嗽异性哮喘经验谈（百例浅析）［J］.世界最新医学信息文摘：电子版，2014（2）：160-161.

［22］王冠峰，何苗，何复东，等．"肾主激发"理论体系概说［J］.中医学报，2015，30（11）：1613-1615.

［23］严兴海，申志扬，何复东，等．痒咳宁汤治疗感染后咳嗽临床研究［J］.四川中医，2015（10）：108-110.

［24］严兴海，李涛，吴斌，等．基于方剂计量学方法的何复东临证用药总体特点研究［J］.新疆中医药，2015，33（5）：48-51.

［25］严兴海，李军．何复东临证方剂计量研究［J］.中医药通报，2016，15（2）：43-46.

［26］杨宇玲，何苗，等．何复东主任医师治疗月经不调用药规律分析［J］.西部中医药，2016，29（8）：81-84.

［27］何苗，杨宇玲，严兴海，等．何复东主任医师治疗围绝经期综合征用药规律分析［J］.国医论坛，2016，31（5）：20-23.

［28］严兴海，何苗，杨宇玲，等．论从复杂证群辨治角度认识麻黄升麻汤的重要意义［J］.环球中医药，2018（1）：102-104.

［29］杨宇玲，严兴海，陈豫，等. 何复东治疗脾胃病用药规律分析［J］. 湖南中医杂志，2016，32（4）：17-21.

［30］严兴海，何复东，等. 浅议《伤寒杂病论》的教科书性质［J］. 中医药导报，2018（10）：40-42.

［31］杨宇玲，韩涛，严兴海，等. 何复东主任医师治疗咳嗽用药规律分析［J］. 西部中医药，2017，30（4）：73-76.

［32］严兴海，何苗，何复东. 何复东治疗腹泻型肠易激综合征临证经验［J］. 四川中医，2016（1）：10-12.